防患未然
健康到老

老年十大健康风险预防手册

主 编 田利源 孙君重 武留信

U0255464

中国协和医科大学出版社

北 京

图书在版编目（CIP）数据

防患未然　健康到老：老年十大健康风险预防手册 / 田利源，孙君重，武留信主编. —北京：中国协和医科大学出版社，2023.6

ISBN 978-7-5679-2196-2

Ⅰ.①防… Ⅱ.①田… ②孙… ③武… Ⅲ.①老年人－保健－手册 Ⅳ.①R161.7-62

中国国家版本馆CIP数据核字（2023）第088543号

防患未然　健康到老——老年十大健康风险预防手册

主　　编：田利源　孙君重　武留信
责任编辑：沈冰冰　胡安霞
封面设计：邱晓俐
责任校对：张　麓
责任印制：张　岱

出版发行：**中国协和医科大学出版社**
　　　　　（北京市东城区东单三条9号　邮编100730　电话010-65260431）
网　　址：www.pumcp.com
经　　销：新华书店总店北京发行所
印　　刷：小森印刷（北京）有限公司
开　　本：710mm×1000mm　　1/16
印　　张：14
字　　数：190千字
版　　次：2023年6月第1版
印　　次：2023年6月第1次印刷
定　　价：58.00元

ISBN 978-7-5679-2196-2

编 者 名 单

顾　问　汤锡芳　张　晋

主　编　田利源　孙君重　武留信

副主编　李新萍　代金刚

编　者（按姓氏笔画排序）

马晓博　首都医科大学附属北京同仁医院耳科

王　伟　首都医科大学宣武医院神经疾病高创中心

王欠欠　首都医科大学宣武医院神经内科

田利源　中关村新智源健康管理研究院

代金刚　中国中医科学院医学实验中心

孙君重　中国医学科学院肿瘤医院深圳医院肿瘤科

李　燕　空军特色医学中心睡眠医学科

李新萍　北京积水潭医院骨质疏松诊疗研究中心

杨晓慧　首都医科大学附属北京同仁医院眼科

张纾难　中日友好医院中医肺病一部

武留信　中关村新智源健康管理研究院

赵伟奇　首都医科大学附属北京同仁医院眼科

胡　荣　首都医科大学附属北京安贞医院健康管理中心

姚毅冰　空军特色医学中心肿瘤科

耿夺茂　北京自然之声技术服务有限责任公司技术部

贾明月　中日友好医院中医肺病一部

徐　宁　中国人民银行营业管理部医务室

高　和　空军特色医学中心睡眠医学科

崔　丽　空军特色医学中心睡眠医学科

梁军华　首都医科大学宣武医院神经内科

曾学军　中国医学科学院北京协和医院普通内科

谢　畅　北京东城区东花市社区卫生服务中心

潘伟琪　首都医科大学附属北京安贞医院健康管理中心

潘晓丹　首都医科大学附属北京同仁医院耳科

配　图　宣奇艳　张　宇　北京尧一文化传媒

摄　影　北京绿影摄影

序 一

我国已进入老龄化社会，到2030年，我国65岁以上人口将达到20%，进入超级老龄社会。人均寿命在增长，健康长寿成为大家普遍关注的话题，但同时心脑血管疾病、癌症、慢性呼吸系统疾病等慢病呈井喷式爆发，而这些慢病又以老年人居多，对老年人的寿命和晚年的生活质量影响很大，也给老年人及其家庭带来沉重的负担。

习近平总书记在党的二十大报告中指出：把保障人民健康放在优先发展的战略位置。坚持预防为主，加强重大慢性病健康管理，提高基层防病治病和健康管理能力。《防患未然　健康到老——老年十大健康风险预防手册》这本科普书可以说正当其时，应运而生。全书紧扣"预防为主"的理念，突出"以健康为中心"，对如何预防老年常见病，如何延缓机体的衰退，给出了可行的健康方案。

要做到防患未然，健康到老，老年人需要知己、知彼、知因、知果，就是要了解以下内容。

1. 自己容易出现哪些健康问题？（知己）

2. 老年人常见的健康问题或风险有哪些？（知彼）

3. 哪些因素容易导致老年人的健康问题？（知因）

4. 这些问题会带来什么样的后果？（知果）

最后，更为关键的是要知道该怎么办，采取哪些预防措施。

这些内容在全书各章节中均有体现。本书是汇集了国家心血管疾病临床医学研究中心——首都医科大学附属北京安贞医院，国家呼吸医学中心——中日友好医院，国家神经疾病医学中心——首都医科大学北京宣武医院，国家骨科医学中心——北京积水潭医院，国家临床重点学科——首都医科大学附属北京同仁医院眼科、耳科，中国医学科学院北京协和医院，中国人民解放军空军特色医学中心，中国中医科学院，中关村新智源健康管理研究院（中国5A级社会组织）等权威机构专家智慧的健康科普书，相信能给读者，特别是中老年朋友们带来健康的理念、科学的知识、实用的方法。

中国医药教育协会老年医学与健康促进专业委员会致力维护和促进老年健康，积极开展老年健康科普工作，为实现健康老龄化贡献力量。最后祝福读者朋友们健康长寿！

中国医药教育协会终身名誉会长
2023 年 3 月 18 日

序 二

非常荣幸受邀为本书写序。关爱老年人，守护老年人健康一直以来都是国家关注的战略重点，党的二十大报告"增进民生福祉，提高人民生活品质"部分，多次提到"老"字，可见对老年人的重视，积极应对人口老龄化是实现经济高质量发展、维护国家安全和社会稳定的重要举措。

随着新陈代谢功能的衰减，步入老年，身体每况愈下，疾病高发，预防不当，治疗不当，可能还将导致严重的并发症，甚至失能、瘫痪。当疾病来临，老年人自身及家庭都将面临沉重的打击。如何让老年人安度健康晚年、乐享幸福生活，疾病的预防尤为重要。本书从老年人可能面临的各类风险进行全面阐述，深入浅出，生动形象，从生活中的每个细节，包括日常饮食、保健运动、睡眠休憩、老年社交等各个维度分享了如何防范风险、化解风险，降低疾病发生概率，改善疾病恶化问题，优化医疗成本支出。同时，本书也提供了很多浅显易学的科普知识，比如健康风险的自我检查方法、提升肢体运动能力的养生操等，可谓是老年生活的宝典。了解疾病发生的诱因、疾病发生的前兆及疾病的康复方法，可以帮助老年人和家人提前做好准备，预防疾病的发生发展，有效地提高生活质量，提升幸福指数。

给生命长度，给岁月活力。关注预防，守护健康，让我们一起为老年人的健康美好生活而努力。

平安健康保险总精算师兼首席风险官　丁　雯

2023 年 3 月 26 日

前言

老年人是社会的财富，而健康又是人生最大的财富。家有一老，如有一宝。家中老人的健康长寿不但是个人之福，也是家庭之福、社会之福。如何能做到健康长寿，实现健康老龄化呢？这八个字很重要，那就是"预防为主、主动健康"，唯有如此，才能防患未然，健康到老。

要实现老年健康，我们先要进行健康科普，让更多的人树立正确的健康观，提升健康素养与自我健康管理能力，从过去只重视疾病，转变为更加重视管理好导致疾病的风险因素。这正是本书创作的初心和使命。

本书针对老年常见的十大健康风险，会聚了这十个领域权威机构的专家学者及一线临床医生，力求用通俗易懂的语言帮助读者朋友树立风险意识，学会早期识别健康风险，预防管理好健康风险。相信本书会成为一本健康风险预防的实用工具书。

本书的策划、立项得到了中国工程院俞梦孙院士、我的导师王玉民老师、亦师亦友的汤锡芳老师的指导和帮助，研创过程中得到了中国健康养老集团研究院张晋院长，中日友好医院张知新教授，北京积水潭医院程晓光教授，亦师亦友的潘立兄，君岭健康钱佩华，中国老年学与老年医学学会杨娜老师，希恩科技刘静男，我的同窗好友杨英、贾玉艳、孙林、张小丽、杨青苗、项晓琳教授等的指导和帮助，本书的出版得到了中国平安健康保险、中国医药教育协会的大力支持，在此一并致以深深的感谢！

作者团队及相关工作人员为本书的出版付出了大量心血，在此深表感谢！

由于水平有限，书中难免存在疏漏与不足之处，欢迎读者提出宝贵的意见和建议，以便今后不断改进完善。

祝福读者朋友们健康开心！

中关村新智源健康管理研究院研究部主任

中国医药教育协会健康教育专家库专家

中华医学会健康管理学分会慢病管理学组成员

田利源

2023 年 3 月

目 录

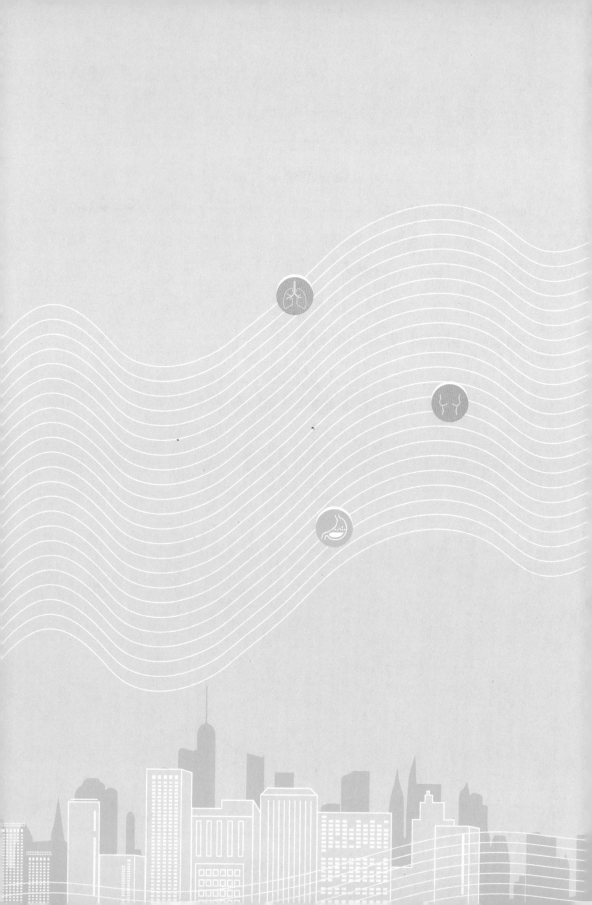

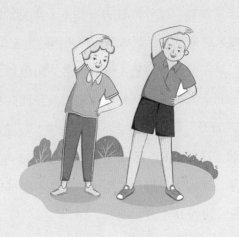

01 第一章

健康长寿　从预防风险做起

第一节　长寿时代的健康隐忧

我们都有这样的感觉，那就是身边的长寿老人越来越多了，是的，2021年中国人的人均预期寿命已达到78.2岁，上海、北京、浙江、天津等省、直辖市的人均预期寿命更是超过了80岁。未来我国居民的寿命还会进一步延长。联合国前秘书长安南说："我们已进入长寿时代，生命已不再是短暂的冲刺，而更像马拉松。"但是人长寿了，并不意味着健康了，我们来看看我国老年人健康的两个现状。

一是慢病高发，像高血压、冠心病、糖尿病、老年慢性支气管炎、癌症等在老年人中都比较常见。调查显示，大多数老年人（78%以上）至少患有一种以上的慢性病，心脑血管病、恶性肿瘤、呼吸系统疾病是导致老年人死亡的主要慢病。此外，过去一些不大常见的疾病，如阿尔茨海默病，现在也变得越来越常见，已跃居单病种死因的第五位。

二是需要照护的老人越来越多。2019年，我国有4400万生活无法自理的老人。北京大学人口研究所郑晓瑛教授团队研究预测，2030年这一群体可能超过7700万。什么叫生活不能自理呢？就是吃饭、穿衣、上下床、如厕、室内走动、洗澡这6项活动完全或部分不能自理，需要在别人的帮助下完成。2020年，我国老年男性人均预期生活不能自理的时间约为10个月，而老年女性更长，约为18个月。

一、寿命在延长，健康却没跟上，问题出在哪里

1. 我们的健康素养有待提升

我们很多人对健康仍存在很多误区，在做住院医生时，我常听到患者

这样说，"这次住院你们把我全身的病都给好好调调"，把健康寄托于住一段时间医院，用一段时间药，这种想法是不对的。这是把"健康"等同于"治病"，是"以治病为中心"的表现。按照世界卫生组织的统计，医疗对健康的贡献度仅有8%。还有的老年人痴迷于保健品，把健康的希望全部寄托于保健品，希望买的保健品能有奇效，这些都是不正确的健康观。

那健康源于哪里呢？除了与我们的遗传基因、所处的环境是否健康有关之外，其实更多地源于健康的生活方式，包括日常健康的饮食、适当的运动、良好的心态、良好的睡眠、戒烟限酒等，而且这些重要的影响因素也是我们可以改变，努力能够做到的，因此，打开健康之门的钥匙其实就在我们自己手中。

这也是为什么我们国家在积极倡导"以治病为中心"向"以健康为中心"转变，提倡预防为主，鼓励普及健康知识理念与健康生活技能，提升我们的健康素养。慢病的防控不在一朝一夕，健康就在我们每天衣食住行的点点滴滴。只有树立主动健康的理念，践行健康的生活方式，管理好自己的健康，健康长寿才有坚实可靠的基础。

2. 生活好了，膳食不合理却更加突出

过去30年，我们国家做过几次全国性的营养调查，发现国人餐桌上有两样东西吃得越来越多，一个是肉，一个是油，而蔬菜、薯类、豆类、谷物却吃得越来越少。另外，饮食中盐、油、糖的超量问题也很普遍，这种不合理的膳食与我们过去30年慢病高发的态势有着密切的关联，可以说很多病就是吃出来的。

同时也有部分老年人，一味讲求清淡饮食，只吃粗粮、素食，结果导致营养不良、贫血、消瘦、免疫力低下等情况，也是需要纠正的。

您饮食中的盐、糖、油超量了吗

盐　每人每天不超过6克，相当于平平地装满一个啤酒瓶盖

的盐。

食用油 每人每天不超过25～30克，相当于两勺普通瓷勺子的油。

糖 成年人每人每天的摄入量最好在25克以内，最多不超过50克，喝一瓶市售的含糖饮料，基本就超过了一天的限量。

为了健康，一起加入三减（减盐、减糖、减油）的行动中来吧！

3．体力活动不足

虽然广场舞大妈的身影好像随处可见，但实际情况是体力活动不足的老年人远远多于经常运动的老年人。运动不足也是导致慢病高发的一个主要因素。2000—2018年的一项调查显示，不论男女，我国居民的体力活动量都在减少，而且女性减少得更多，相应地看手机、看电脑、看电视等静坐时间却大幅增加。

研究显示，缺乏必要的运动会使寿命减少3～5年，而只要每天坚持走路20分钟，就能使很多人远离癌症、心脏病和脑卒中（中风）导致的过早死亡。当然除走路之外，适当地再做些锻炼力量，提高平衡力、柔韧性的运动，对老年人维护健康和生活质量更有帮助。

4．心理、环境等问题凸显

空巢、独居的老人增多，多感孤独、寂寞；有些老人退休后与社会的融合减少，感觉无所事事、不被需要；有些老人因为听力、视力下降等原因，与人交流受限，变得郁郁寡欢，自我封闭；手机等电子产品的迅猛发展，让不少老年人在"数字鸿沟"面前不知所措，感觉被时代抛弃。此外，还有老人生活居住的环境不适老，过去我们的建筑、装修、设施较少从老年人的角度考虑，但随着人口老龄化社会的发展，老年人生活或出行不方便的问题凸显，这些心理、社会、环境方面的因素也影响着老年人的健康。

二、健康到老能实现吗

现在全社会都在积极倡导"健康老龄化"，就是说我们长寿了，仍要保持健康的状态，实现生活能自理，生活有质量。老有所为、老有所乐，继续为社会、家庭发光发热，"自己不遭罪，儿女不受累，节约医药费，幸福全社会"，这种美好的愿望是可以实现的。这方面的例子有很多。

钟南山院士86岁仍奋战在抗疫前线；

"中国肝胆外科之父"吴孟超院士，96岁时还亲自为患者做手术；

"杂交水稻之父"袁隆平，90岁时仍在试验田里搞试验；

83岁的王德顺老人，一身肌肉，走在T型台上精神抖擞，作为年龄最大的模特，被誉为"中国最帅大爷"；

刘兴仁老人，83岁登上节目舞台，歌喉一展，同样震撼全场。

我们每个人身边也都能找出这样的例子。中华医学会老年医学分会对健康老年人给出了这样的描述。

1. 大病没有

没得过癌症、心肌梗死、脑卒中等这些比较严重的大病。

2. 小病稳定

可能有高血压、糖尿病、高脂血症等问题，但经过调整生活方式及用药，血压、糖化血红蛋白、血脂、体重等指标都控制达标。

3. 智力正常

能适应环境，自我满意或自我评价好。

4. 心态健康

乐观积极，心理平衡，人际关系和谐。

5. 生活能自理

自己能吃饭、穿衣、上下床、如厕、室内走动、洗澡。

6．生活方式良好

戒烟限酒、适当运动、饮食均衡、生活规律。

中国老年学和老年医学学会也指出，健康长寿的核心是高寿＋自理能力。不光要活得长，还要活得好、活得快乐。做一名健康的老年人，享有幸福的晚年生活，实现健康老龄化，是每位老人的共同期盼。

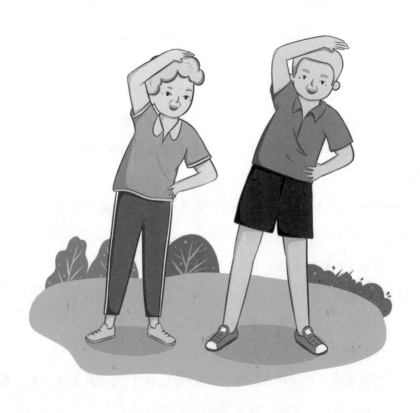

三、长寿时代，有备方能无患

俗话说，人无远虑，必有近忧。谁都不想要躺在病床上的长寿，都希望活得有质量。随着人均寿命的延长，我们都要为延长的晚年生活做好准备。除养老金、保险金等保障性的准备外，还要做好晚年的生活规划，发展兴趣爱好，保持学习心态，掌握健康知识，每天适度运动，多参与社区、党团、老年大学等组织的活动，延长身体的"保质期"。

身体健康是无价宝，"零件很贵，很难再配"。过去我们的眼睛可能使用七十来年，现在要使用八九十年，甚至上百年，是不是需要更加爱护才行。但现在不少人一看手机，就停不下来，看得头晕眼花了，还舍不得放下，如此过度用眼，怎么能指望它能用八九十年呢！到时人还在，眼睛却看不见了，这样的晚景想想都很凄凉。那就请从现在开始，每看20分钟手机或电脑，看看远方、看看绿色、活动活动筋骨或按摩按摩、做做眼保健操，善待自己的眼睛，善待自己的身体。

心脏和血管也是我们人体很容易受损的重要零部件，以每分钟心跳70多次来算，一天心脏要不眠不休地跳动约10万次，多活10年，就要多跳3亿多次。但很多人对损害心脏和血管的事全然不顾，如高血压，血管里的压力高，心脏往出泵血就需要使更大的劲才行，长此以往，心脏就会在高负荷劳动下被"累垮"，出现心力衰竭。要延长心脏和血管的"保质期"，平时就要主动测量自己的血压，知晓并控制好血压，还需要减盐、不吸烟、保持健康的体重、适当活动，"静养心，动养身"，保持平和的心态、愉悦的心情，这些都是保养心脏和血管的实招。

当然，要跑好人生更长的马拉松，还需要我们提前了解哪里是"坡"，哪里有危险。了解通往康寿之路的"拦路虎"，识别自身健康风险，才能有针对性地及早加以预防，防患未然，健康到老。

第二节　认识康寿路上的"拦路虎"

"老人是对老年一无所知的孩子"，很多人对年老以后会遇到哪些健康问题并不了解，其实通往康寿之路的"拦路虎"主要有以下两类。

第一类是疾病，特别是威胁生命，影响寿命的多发病，如缺血性心脏病、脑卒中和恶性肿瘤，占到65岁以上老年人死因的70%以上。

第二类是衰弱，特别是对生活质量影响大的功能衰退与病症，如肌力、脑力、听力、视力的下降等。

康寿路上的"拦路虎"具体包括：

1. 动脉硬化、斑块形成、血管变窄或堵塞，导致心脏、大脑等器官供血不足，氧气和营养输送不畅，容易导致心肌梗死或脑卒中等重疾。

2. 基因"出错"的机会增加，纠错能力又减弱，癌症发病率大增。虽然癌症越来越年轻化，但癌症患者中有2/3都是老年人。

3. 免疫力普遍下降，抗感染能力差，少量病毒、病菌的侵入就容易导致比较重的感染，尤其是肺部，慢性阻塞性肺疾病、肺炎等都是老年人的健康杀手。

4. 肌肉萎缩、无力，骨质疏松，容易跌倒，容易骨折；调查显示，60岁以上的老年人骨折发生率明显上升。

5. 脑认知功能下降，发生阿尔茨海默病等。

6. 听力下降，交流受到很大影响，感觉孤独、无助，变得沉默，也容易发生跌倒等意外。

7. 视力下降，看不清路面，容易跌倒，不愿出门，看不清字，影响交流和脑认知。

8. 入睡困难，夜间易醒，醒后睡不着，白天常犯困，影响生活质量和身心健康。

9. 胃肠蠕动减慢，导致便秘；前列腺增生，导致排尿困难，而排便、排尿控制能力的减弱，又容易发生大小便失禁，影响生活质量。

10. 肌力、平衡能力等下降，加上环境不适老等多种原因都容易引发跌倒，导致骨折或外伤，卧床不起引发一系列问题。

有不少人把这些健康问题当作衰老的正常表现，采取听之任之的"躺平"

态度。其实通过生活方式的改善，循序渐进地锻炼，衰老是可以延缓的，很多疾病也是可防可控的。与其坐等疾病来，不如主动管健康。健康到底应该怎么管呢？

对于疾病，关键是管住疾病的危险因素，凡事有"因"才有"果"，要生出疾病的"果"，往往先有危险因素的"因"，一般危险因素要比疾病早出现10年，如很多人在吸烟、超重多年后患上了冠心病，吸烟和超重就是冠心病的危险因素。盐摄入过多则是高血压的危险因素，而高血压又是脑卒中的危险因素。我们只有管住了这些"因"，才能大大减少生病的"果"。以预防心脑血管疾病为例，我们就要戒烟，控制好血压、血糖、血脂、体重，同时还要避免受凉、劳累、情绪激动、过饱、用力排便等这些诱因。

哪些危险因素对老年人的健康和寿命影响最大呢？中国疾病预防控制中心慢病中心分析总结出十大危险因素，排名首位的是吸烟，其次依次是高血压、不合理的膳食、空气污染、空腹血糖高、超重肥胖、低密度脂蛋白胆固醇高、肾功能不全、温度不适宜（高温或过冷）、饮酒。

对于年龄增长导致的身体机能的下降，该怎么延缓呢？韩启德院士曾以自身为例现身说法。20年前，他的腰椎出现退行性病变并呈进行性发展，8年前症状变得更为严重，尽管保守治疗能减轻症状，但腰痛始终伴随着他的生活。曾经自认为可以消化"铁"的消化吸收能力也开始明显下降，身体日渐消瘦。就连一直引以为豪的视力，也由1.5逐渐降到了0.7，并患上白内障……衰老进程的明显加快促使他开始健身训练，每周锻炼2～3次。身体逐渐发生了改善："肌肉发达了，整个人也挺拔起来了，各方面的功能都得到了提高。朋友们夸我不见老，我自己也感觉衰老的脚步慢下来了。"

再比如通过呼吸训练，可以改善肺功能；通过锻炼平衡能力、肌力可以预防跌倒；通过练习手指操、看书读报可以健脑；通过接种流感疫苗、肺炎疫苗，可以降低肺部感染风险；通过配戴助听器、老花镜等，可以改善老年听力与视力的问题。

老年人要保持健康，一个重要的原则就是"用进废退"。有些老年人觉得退休后，该享清福了，随之动脑子减少了，体力活动也少了，这样大脑和身体机能反倒衰退得快。反之，若是多做一些自己喜欢的、力所能及的事情，例如下象棋、写书法、做家务、健步走等，或者继续从事自己热爱的工作，发挥余热，只要乐在其中，避免过度劳累，让身体和脑子动起来，就能起到延缓衰老、预防疾病的作用。

有的老年人觉得自己体力已经大不如前，锻炼身体这种事好像与自己基本没有关系了，这是一种误区。锻炼身体主张力所能及、循序渐进。作家巴金先生常年坚持走路，到了晚年行走不便时，他就用助步器辅助行走来坚持锻炼。其实即使是活动不便，坐在轮椅上的老人，活动活动头、动动手指、搓搓手、拍拍胳膊、自我按摩穴位，都是很好的锻炼，动就比不动强。总之"心要静，脑要用，身要动"，是维护老年健康的秘诀。

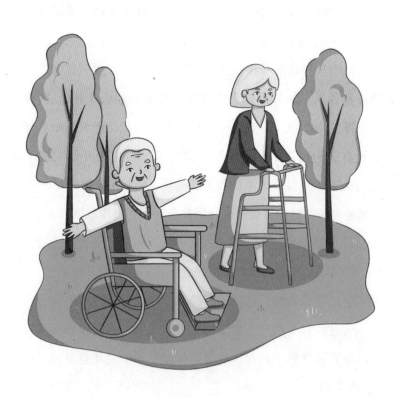

一、如何了解自己的健康风险呢

我们每个人的健康风险都不一样，比如有的人容易患糖尿病，有的人容易患心脏病，有的人耳聋得比较早，有的人易患上癌症。我们该如何知晓自身的健康风险，做到知己知彼，提前进行干预或预防呢？主要有以下几种方法。

1．看家族史

家族史就是家族亲属，特别是父母、兄弟姐妹等直系亲属都得过什么病，医生看病时也经常会问"家族史"，就是想了解我们是否有遗传因素。家族中患同一疾病的人数越多，亲属发病时的年纪越轻，往往提示遗传基因的影响也就越大。比如一个人的父亲在50岁时发生过心肌梗死，他的叔叔、姑姑也都患有冠心病，有的放了支架，有的做了搭桥手术，那他将来患冠心病、心肌梗死的风险就比较高。需要提早预防冠心病，定期了解血压、血糖、血脂的情况。当然除了看家族史，目前还可以通过基因检测的方法，了解是否容易患上某些特定的疾病。

2．看性别、年龄

男性和女性的健康风险差别比较大。如骨质疏松症，女性更好发，也更容易发生跌倒。年龄也是很多疾病的"分水岭"，如在58岁之前，男性发生心肌梗死、脑梗死的概率比女性高很多，甚至是女性的7倍；约58岁以后，女性的发病率逐步攀升，到了70岁，就与男性基本一致了，这与女性绝经后的激素水平变化有关。再拿癌症来说，中年人更好发肝癌、乳腺癌，而肺癌的发病高峰在65岁左右，老年人更多发。

3．看生活习惯

常年吸烟的人，患肺癌、心脏病、膀胱癌的风险就比较高；口重、爱吃咸的人，患高血压、胃癌的风险就偏高；不爱活动，常久坐看手机、看电视的人，患心脑血管疾病、糖尿病的风险会增高；爱吃烫饭、喝热汤的人，患食管癌的风险会增高。

4. 看身体指标

血压、心率、血糖、血脂、体重等需要定期监测。血压升高，往往没有什么明显的感觉，等有感觉时，可能一量血压都180mmHg了，我国有一半以上的高血压患者并不知道自己有高血压。高血压如果长期没被发现，没被控制，会对肾脏、心脏等器官造成很大伤害，所以定期监测血压等身体指标很有必要。还有握力、记忆力、肺功能等这些老年健康指标也需要定期了解，发现苗头，及早干预。

5. 看性格特点

有些人精神易紧张、焦虑，情绪易波动，容易患胃炎、胃溃疡；有些人性格急躁、易怒，更容易患高血压、心脏病。

6. 看环境接触

如果由于职业或生活的关系，经常会接触到一些有毒、有害的物质，就要注意防范，做好防护，如经常做饭的家庭主妇，接触厨房油烟比较多，会增加患肺癌等疾病的风险，因此一定要用好并定期清洗抽油烟机。

7. 看步态、体型

您走路是挺胸、收腹、抬头、摆臂地走吗？如果脚提不起来，擦着地走，或是步子迈得小，走得慢，或者走起路来晃晃悠悠、有些震颤，都提示身体的疾患或衰弱，需要咨询医生，加强营养，开展针对性的锻炼。体型与健康关系密切，腰围粗的"游泳圈"型最危险，患心脑血管病和癌症的风险都高，而体型均匀者最安全，但65岁以上的老年人也不宜过瘦。

8. 看社交活动

与人交流少的老年人健康风险高。社会交往多，爱聊天的老年人记忆衰退的速度慢，幸福感强。研究显示，每天仅10分钟的交流互动就可以延缓老年人的大脑认知衰退，有利于身心健康。此外，每年应定期体检，如心脑血管检查、腹部B超、眼底检查等，及早发现一些重要的健康风险与疾病隐患，及早干预。当然老年人对体检结果也要正确地分析和看待，有些问题是随着年龄增长都会出现的，如动脉硬化、颈动脉斑块等，老年人不必对这类结果过度紧张，我们通过体检，了解斑块的大小、是否稳定、血脂高不高、动脉狭窄重不重，再结合自身的症状，可以指导我们调整饮食、运动等生活方式，合理使用降脂药物。

可以说健康风险是无处不在的，每个人或多或少都存在着各种不同的风险，对于自身的健康风险既不必担惊受怕，提心吊胆，也不能麻痹大意，放任不管。正确的态度是认识它，了解它，结合自身情况，科学地预防、控制，就像导航告知我们前方是事故多发区，我们就要谨慎驾驶，力求安全通过一样。

对于老年常见的十大健康风险，本书后面的章节将为您具体讲解。这里只强调一点：想要拥有健康的晚年，首要的是夯实健康的基石。基础不牢，地动山摇，健康的大厦就稳固不了。

那健康的基石是什么呢？是名医良药的保驾护航？不是的，而是合理膳食、适量运动、戒烟限酒、心理平衡和充足睡眠。您可不要小看这5条，如果做到了能使脑卒中、冠心病减少75%，高血压减少55%，糖尿病减少50%，肿瘤减少1/3，平均寿命延长10年以上。

很多人生病以后，四处寻医问药，但最基础的这5条却没有做到，使得治疗效果也大打折扣。可以说高血压、糖尿病等很多慢病都属于"生活方式病"，治疗首先需要改善生活方式并长期坚持，药物在这个基础上也才更有效。

二、什么样的生活方式算健康呢

- 不吸烟。

- 少饮酒。

- 每周至少5次运动，每次不少于30分钟中等强度的运动。

- 多吃新鲜的蔬菜、水果、全麦谷物、鱼类。

- 少吃猪牛羊肉和香肠、火腿、培根等加工肉类。

- 保持正常体重和腰围。

此外，在我们的日常生活中，还应保持健康的生活习惯：

- 每天两次腹式呼吸，每次练习5～10分钟。

- 每天晚上11点前睡觉，有效睡眠不少于7小时。

- 每天多喝水，晨起喝1杯温开水，一天喝8杯水左右。

- 每天早起感恩又迎来美好的一天。

- 多吃深绿色的蔬菜、彩色蔬菜、十字花科蔬菜（西蓝花、卷心菜、花椰菜）。

- 晚餐不吃得太晚，一般不建议晚七点半以后进食。

- 早晚刷牙，三餐后漱口，使用牙线。

- 适当补充益生菌。

……

每个人都是自己健康的第一责任人，疾病的苦痛别人无法分担，维护促进健康，最大受益人也是自己。我们健康与否很大程度上取决于我们日常的饮食、起居、情绪等。改变不良生活方式，养成健康好习惯，最好的时机就是现在。对每一个人来说，今天都是生命中最年轻的一天，"冬天怎么过，是夏天决定的，晚年怎么过，是现在决定的。"现在改变，从来不晚，持之以恒，必有改善。想拥有健康的晚年，就从现在开始行动！防患未然，健康到老。

（田利源　孙君重　武留信）

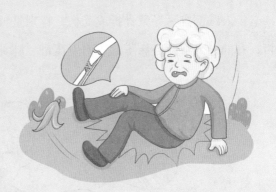

02

第二章

跌倒的意外

"老头子，我不是让你扶着我吗？你怎么倒先跑了！"王大妈躺在病床上，直埋怨自己的老伴。可在一旁的儿女们却说："我爸跑开就对了，要不这会儿，您俩都得躺在病床上。"这一幕发生在北京某三级医院的病房里。

原来随着天气转暖，王大妈想把春夏的衣服拿出来，而衣服都收在了顶柜里。王大妈就让老伴在一旁扶着，自己踩着凳子上去取。不想重心没稳住，从凳子上直接摔了下来，骨折住进了医院。4个月后由于骨折、卧床时间长等原因引发肺炎，王大妈不幸去世了。一次跌倒能要命，防跌倒对于老年人来说非常重要。

65岁以上老年人，最常见的意外死亡竟是因为跌倒，约有1/3在一年中会跌倒1次，在我国，相当于每年约有5000万老人至少发生1次跌倒。北京市疾病预防控制中心曾对16个社区4700余名老年人做过调查，在过去1年内平均每位老人跌倒1.4次左右，可见跌倒并不少见，而且年纪越大，跌倒的概率越高，女性比男性更容易发生跌倒，因此，高龄老人、老年女性更要注意防跌倒。

老年人跌倒容易导致骨折或受伤，特别是臀部着地，容易发生股骨颈的骨折，有的老人从此卧床不起，引发压疮、肺炎、血栓等问题，成为"人生

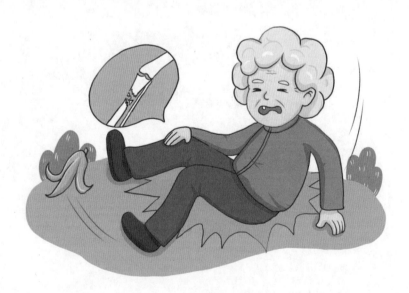

的最后一次跌倒"。跌倒可以说是危害巨大，但跌倒并非纯属意外，很多跌倒其实是可以预防的。关键是要了解容易跌倒的场景，了解哪些老年人容易跌倒，提高警惕，有针对性地采取应对措施。

第一节　老年人容易发生跌倒的场景

一、家里并不安全

据统计，我国老年人的跌倒，一半以上发生在家里，如有的老人是在门口抬脚提鞋时发生跌倒，有的是在厕所弯腰倒尿盆时跌倒。在家发生的跌倒又有一半与居家环境有关，有的老年人为了省电，起夜时只开个小夜灯或用手电筒，由于看不清楚而被杂物绊倒，所以要防跌倒，首要的是要增强防跌倒意识。俗话说"小心驶得万年船"。跌倒发生很多都是由于麻痹大意，缺乏防跌倒的危险意识导致的，那么家里哪些场景容易发生跌倒呢？

场景 1：厨房

地面常有水、湿滑，或者取用高处或低处的厨具、餐具时，发生跌倒。

场景 2：卫生间（浴室）

地面常有水、湿滑，或在排便后由坐到站起时，或在洗澡时跌倒。

场景 3：卧室

晚上起夜或早上起床时，从躺着到站起，体位改变过快时。

场景 4：客厅

客厅杂乱、地面有障碍物，或拖地后湿滑，或在由坐着到站起时。

场景 5：阳台

洗衣服晾晒时滴的水导致的滑倒。

场景6：家门口

急急忙忙去开门或进出门换鞋时。

二、户外容易发生跌倒的场景

老年人多到户外活动，有益健康，但在不平整或有障碍物的路面上行走，上下坡、上下楼、上下车、上下扶梯、转弯时或者遇到雨雪天气，以及天黑后出行，都要多加小心，这些场景都容易发生跌倒。

此外，服用催眠药、镇痛药等药物后半小时到一小时，老年人也要注意。

第二节　哪些老年人容易发生跌倒

一、具有下列情况的老年人要特别注意防跌倒

1. 走路不稳的，如患有足部疾患、脑卒中、阿尔茨海默病等。

2. 耳背听不清的。

3. 视力不好、看不清路面的。

4. 平衡能力、反应能力明显下降的。

5. 肌肉力量下降，特别是腿部肌肉力量不足的。

6. 骨质疏松的老年人。

7. 患有一些疾病，如体位改变时出现低血压（由坐到站起时出现头晕），还有眩晕、抑郁等。

8. 服用药物较多的老年人，特别是正在服用催眠药、镇痛药、抗抑郁药、抗焦虑药、降压药、降糖药的。由于老年人往往患有多种疾病，就诊于

医院多个科室，各科医生开具不同种类的药物，导致一位老人一顿可能要吃五六种，甚至七八种药。一般认为这些吃药种类较多的老年人也存在着跌倒的风险。

9. 之前曾经发生过跌倒的老年人，也容易跌倒。

10. 女性老年人比男性老年人更易跌倒。

符合的条目越多，提示跌倒的风险也越大，越要注意防跌倒。

二、怎么知道自己是否容易跌倒

以下有几项简单的测试，帮助我们了解自身跌倒的风险。

1. 测量卧立位血压

如果您平时蹲起或起床站立后，感觉头晕、乏力、精神疲惫、视物模糊、发音不清、听力下降，当平躺或坐下后这些症状又很快消失，提示可能有体位性低血压。需要到医院或在他人帮助下，通过测量不同体位的血压来判断。先平躺3～5分钟后，躺着测一次血压，改为站立位后1分钟和3分钟各测量一次血压，如果高压（收缩压）下降20mmHg或低压（舒张压）下降10mmHg，就提示体位性低血压。

65岁老年人约20%，75岁以上约30%都存在体位性低血压。有这种情况的老年人在起床、坐起时一定要慢一点，稳一稳，给血压调整一个反应的时间，可以预防体位变换时的跌倒。

2. 30秒起坐次数

需要准备一把椅子，先在椅子上坐好，坐在有扶手的靠背椅上（椅子座高约45厘米，扶手高约20厘米），计时开始，从坐到站，再坐下，算一次，然后重复这个动作，看看半分钟能完成多少次。如果您的年龄是60～64岁，男性完成14次合格，女性完成12次合格。其他年龄段的标准可参考表2-1。

表2-1　不同年龄段老年人30秒起坐测试标准

年龄/岁	女性/次	男性/次
65～69	11	12
70～74	10	12
75～79	10	11
80～84	9	10
85～89	8	8
90～94	4	7

3.起立行走测试

可以评估老年人的步态、平衡能力和下肢肌肉力量。先坐在有扶手的靠背椅上（椅子座高约45厘米，扶手高约20厘米），身体靠在椅背上，双手放在扶手上。计时开始，从椅子上站起，以平时的正常步速向前走3米（在椅子前方3米画一条线），过线后转身，再走回到椅子坐下，看用时多少。

行动不便的也可以拄着拐杖进行测试。正式测试前，可以先练习1～2次，确保理解整个测试的过程。如果在12秒以内，平衡能力好，如果在15秒以内也是可以的，如果超过20秒，提示跌倒风险高。对于超过80岁或者行走不稳的老年人，做这个测试时应有人在旁保护。

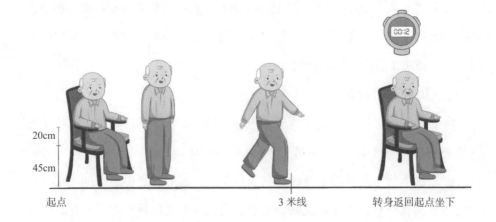

20cm		
45cm		
起点	3米线	转身返回起点坐下

4．平衡测试

具体步骤见表2-2。

表2-2　平衡测试

测试动作	动作要领与时间	脚的位置示例
双脚并拢站立	双脚同一水平并列靠拢站立，双手自然下垂，保持姿势尽可能超过10秒	
双脚前后位站立	双脚呈直线一前一后站立，前脚的后跟紧贴后脚的脚尖，双手自然下垂，保持姿势尽可能超过10秒	
闭眼双脚并拢站立	闭上双眼，双脚同一水平并列靠拢站立，双手自然下垂，保持姿势尽可能超过10秒	
不闭眼单腿站立	双手叉腰，单腿站立，抬起脚离地5厘米以上，保持姿势尽可能超过10秒	

评分标准：≥10秒得0分；5～9秒得1分；0～4秒得2分。

在做闭眼练习时应确保周围环境的安全，最好旁边有人保护，以免不慎跌倒。

如果测试提示平衡能力较差，跌倒风险较高，这样的老年人不要灰心，也不要因为害怕跌倒，而限制自己的活动，可以从力所能及的简单运动做起，如散步、坐立练习、沿直线行走等，循序渐进，只要有意识地坚持锻炼，就会有效果。

第三节 如何做个"不倒翁"

一、老年人防跌倒，应该怎么做

1. 预防意识要树牢

首先要有防跌倒的意识，了解自身跌倒的风险，什么情况容易发生跌倒，脑子里面有了防跌倒这根弦，提高了警惕，本身就能预防很多跌倒的风险。比如看到人多或地面湿滑或光线暗的场所，就尽量远离。上下楼、上下坡、上下车时注意抓紧扶手，稳步前行。老年人不要踩凳子或爬梯子登高，如果取重物，一定要请人帮助。避免睡前饮水过多、多次起夜，眼镜等常用物件要放到方便拿取的固定位置，不要因寻找物件发生跌倒。

2. 坚持锻炼防跌倒

老年人发生跌倒，最主要的原因是自身肌肉力量和平衡能力的下降。从50岁开始，我们的肌肉会以每年1%～2%的速度减少，60岁以后则每年减少3%，力量的下降就更加明显，但是通过合理适度的锻炼，完全可以对抗或延缓老年人肌力的下降。日本老人三浦雄一郎在80岁时还成功登顶珠穆朗玛峰，就是他长期坚持锻炼，保持了很好的肌力与平衡能力的结果。

老年人每天应保持至少30分钟中等强度的身体活动，如散步、打太极拳、游泳、跳广场舞等，都有助于锻炼腿部肌肉和平衡能力。特别是太极拳，经常练习可以将跌倒的概率降低一半。

对于下肢肌力弱的老年人，单靠走路锻炼还不够，因为增强肌力，最好的办法是做阻抗运动，什么是阻抗运动呢？如靠墙蹲马步、提踵运动，还有举哑铃等，以下将前两项运动进行详细介绍。建议老年人每周至少有2天进行肌肉力量练习。

（1）靠墙蹲马步：两脚分开，垂直墙面，与肩同宽，背部始终靠住墙，慢慢下蹲，尽量蹲至大腿与地面保持平行的程度，膝盖不要超过脚尖，停顿几秒到30秒，对于老年人停顿时间不宜过长，再慢慢起身并重复，注意不要蹲得过深，也不要蹲得太浅，不要呈"内八字"或者"外八字"，循序渐进，逐步达到每天靠墙蹲5～10分钟。

（2）提踵运动：就是提脚后跟，取站立位，手自然垂在身体两侧，双腿自然分开，与肩同宽。躯干挺直，双足脚尖点地，脚跟缓慢抬起5厘米，保持3秒，感受小腿肌肉收缩紧张，再慢慢回到起始位。反复练习，每次做10组这个动作，每天2～3次。

提高平衡能力的"小招式"

● **金鸡独立**

睁眼，双手叉腰，一腿弯曲，一腿站立尽可能长的时间。双脚可以交替锻炼，旁边最好有墙或桌椅可以扶，锻炼也要防跌倒。

● **"不倒翁"练习**

挺直站立，前后晃动身体，脚尖与脚跟循环着地以锻炼下肢肌肉，达到控制重心的目的。

● **坐立练习**

站在椅子前反复缓慢起立坐下，每次练3分钟左右。

● **沿直线行走**

画一条直线，向前迈步时，把前脚的脚后跟紧贴后脚的脚趾前进，步行的轨迹尽量和直线重合。在向前行走到10～20步后，把身子转过来按照同样的方式走回去，锻炼平衡性。

● "蟹步" 横走

顾名思义，就是像螃蟹一样横着走。

3．视听下降莫忽视

很多跌倒是由于看不清路面情况，或者没有听到提示音而发生的，所以老年人出现视力和听力下降时，要积极地应对，到医院查明视力和听力衰退的原因，是疾病导致的，还是正常的机能衰退，如果不是疾病导致的，应及时配戴适合自己的眼镜或助听器等。

4．衣着鞋子要合适

裤子要合体，不要过长过肥，否则容易绊倒；鞋子要合脚，有的老年人爱在家穿一次性拖鞋，这种拖鞋鞋底薄软，容易弯曲打折，导致跌倒。老年人要穿防滑鞋，鞋底不宜过厚，鞋跟一般2厘米左右，有一定面积的方跟，鞋帮到足踝部，对老人的足踝起到支撑和稳固的作用。有鞋襻起到稳定的作用，不宜穿带鞋带的鞋，防止鞋带松开被绊倒。

5．服用药物需注意

如果正在服用镇静安眠药、降糖药、抗心律失常药、降压药等，需要关注跌倒的风险。特别是在用药初期或剂量调整阶段，要定期测量血压、血糖，防止血压或血糖降得过低发生跌倒。遵医嘱用药，不随意停药、改剂量，了解药物副作用，观察用药后的反应。如果服药种类较多，建议请老年医学科或全科的医生及临床药师看看这些药彼此是否有叠加作用，是否需要减量，哪些健康问题属于次要矛盾，可以暂时不用药或使用非药物疗法。如果服药后出现头晕、嗜睡等症状，要及时咨询医生或药师。

服用药物的老年人出现下列症状时要谨防跌倒，及时咨询医生

安眠药——头晕

镇痛药——意识不清

镇静药——头晕、视物模糊

降压药——疲倦、头晕（药物过量导致低血压）

降糖药——头晕、心悸（药物过量导致低血糖）

抗感冒药——嗜睡

6. 改变体位30秒

老年人起床、坐起等改变体位时，要慢一点、稳一点，遵守"三部曲"，即先平躺30秒，再坐起30秒，再站立30秒，再迈步行走；还有转身、转头、弯腰时也要慢，避免发生跌倒。

7. 必要拐杖来辅助

平衡力差或步态不稳，跌倒风险高的老年人，建议配备拐杖来帮助站立

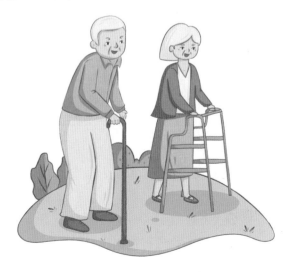

行走和功能锻炼，多足拐杖适合平衡力差的老年人，带座拐杖适合容易疲劳或步行能力差的老年人，可以随时休息。拐杖的质量要好，防止使用中断裂，长度要调节合适，并将拐杖、助行器放在触手可及的位置。对于跌倒风险不高的老年人，不建议拄拐杖，那样反而会降低身体自我调整、锻炼的能力。

8．生活环境要适老

在卫生间、淋浴间等地方加装扶手。家里东西不要过多、凌乱。物品放置在不需要登高或者弯腰就能拿到的位置。选择高度适宜的床，并在床边设置易伸手摸到的台灯等。室外楼梯、过道等均应考虑老年人的特点，做适老化改造。

此外，老年人还应该勤晒太阳，特别是在冬春季节，并注意饮食均衡多样，补充优质蛋白、钙、镁、维生素D等，防治骨质疏松和肌少症，对于防跌倒都很有必要。

小贴士

老人防跌倒，记住这十条

预防意识要树牢，坚持锻炼防跌倒。

视听下降莫忽视，衣着鞋子要合适。

服用药物需注意，改变体位30秒。

必要拐杖来辅助，生活环境要适老。

常晒太阳补足钙，饮食均衡很重要。

二、万一发生跌倒，应该怎么摔、怎么起

1．伤害最小的摔法

老年人万一发生跌倒，用手撑地可以把伤害降低，因为用手撑地，损伤

的一般是手腕关节，最坏的情况是导致手臂的骨折。手臂骨折的老年人是不需要卧床休养的，一般不会引发其他严重的并发症，可以把跌倒的伤害降到最低。

2．老人跌倒后应该怎样起身？

首先不要立即起身，以防二次损伤。先感觉一下是否有明显的疼痛处，再缓慢活动胳膊和腿，看活动是否影响，如感觉活动受限，不应再活动，应拨打求助电话或向周围人呼救，尽可能保持原有体位等待别人帮助。如果没有明显疼痛，活动不受限，可以尝试自己起身。如果是背部着地，应弯曲双腿，挪动臀部到椅子或床铺旁平躺，可找被子、毯子等盖上，保持体温；休息片刻，体力有所恢复后，使自己向椅子的方向翻转身体，变成俯卧位；双手支撑地面，抬起臀部，弯曲膝关节，然后尽力使自己面向椅子跪立，双手扶住椅面；以椅子为支撑，尽力站起来；休息片刻，恢复体力，打电话求助时一定要告知对方自己跌倒了。

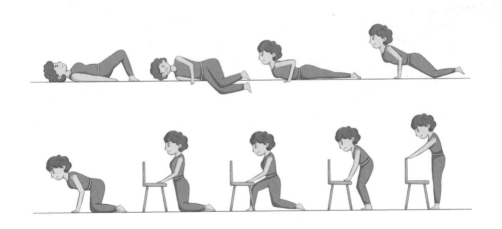

（田利源 徐 宁 武留信）

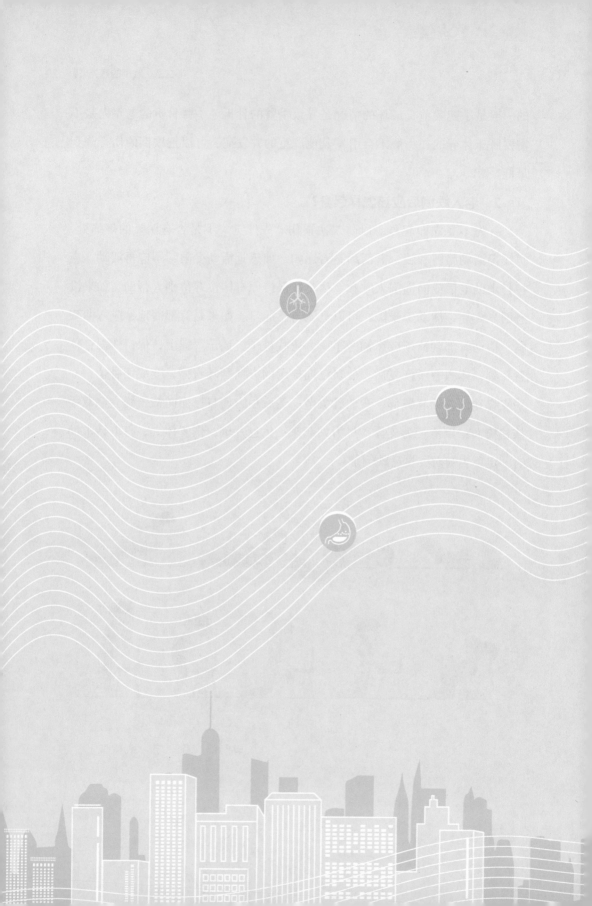

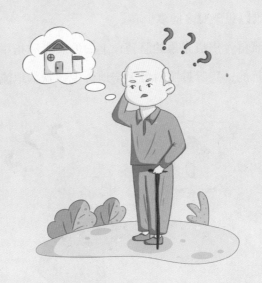

03 第三章

悬在头上的剑——阿尔茨海默病

第一节　"健忘"的妈妈

在记忆门诊，王女士带着她的妈妈来看病，因为她的妈妈走丢了，在偌大的城里，找了一夜。她想不明白，妈妈年轻时能干利索，怎么会找不到家了呢？医生和王女士沟通老人的病情，发现老人记忆力下降已经有好几年了。王女士觉得妈妈年纪大了，健忘很正常，就没有放在心上。这一次走丢了，她才慌了。医生经过详细的询问，发现老人的记忆力减退逐渐加重，曾经烧煳锅数次，到这次迷路，通过进一步检查，诊断老人患有阿尔茨海默病，而不是正常老年人的健忘。

经常走丢，甚至不认识家人，变的什么都不懂，生活不能自理，再加上精神方面的症状——幻觉、妄想、打人、骂人……照顾这样的阿尔茨海默病患者，常人难以想象要多操多少心。

我看过照料者伤痕累累的胳膊，上面的淤青和指甲印，是其患阿尔茨海默病的父亲打的；我听过照料者无奈地诉说，默默地流着泪倾述旁人难以体

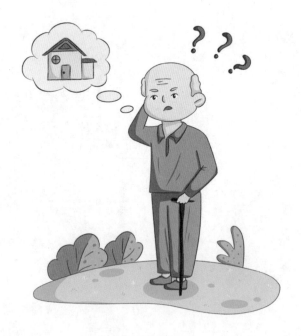

会的痛苦；我见过无数的患者找不回曾经的记忆，看不到脸上的笑容，眼睁睁地把亲人遗忘。

阿尔茨海默病俗称老年痴呆症，是造成老年人认知障碍最常见的原因，带给我们的危害主要有。

1．生活质量严重下降

一般最初征兆从失忆开始，如经常忘事，而且有些事刻意去记还会忘，事后想不起来，严重影响了工作和生活。再进一步发展，患者的日常生活能力下降，表现为不认识配偶、子女，穿衣、吃饭、大小便均不能自理，有的还有幻听、幻觉，给自己和周围的人带来无尽的痛苦和烦恼。

2．沉重的经济负担和照护负担

由于阿尔茨爱默病患者进展到一定阶段后基本生活自理能力下降，他们需要长期全天候家庭照护和社会保健服务，给家庭和社会带来沉重的经济负担和照护负担。

从个人看，假如以阿尔茨海默病一般的存活期来计算，在服用药物的情况下，一位阿尔茨海默病患者10年的花费不少于40万元，这还不包括起居、饮食、照料等日常的花费。在照护负担方面，绝大多数痴呆阶段的阿尔茨海默病患者均由家人照护，但仍有约8.3%的痴呆患者独自生活，独自生活就存在很大的安全隐患。国内另一项调查显示，照护者中约57%为全天陪同，将近2/3的照护者表示感到负担较重。从某种意义上说，患上阿尔茨海默病，最苦的其实是照料他们的家属，八成以上的家属出现不同程度的情绪障碍，特别是那种无法沟通、看不到希望的感觉，让很多家属深感绝望。

阿尔茨海默病的危害和负担如此严重，但疾病的患病率和患者数量却在逐年递增。据报道，我国60岁及以上老年人中，约有1000万是阿尔茨海默病患者，占世界阿尔茨海默病患者总数的1/4。并且，这个数字随着我国人口的老龄化仍在上升。尽管现有治疗能改善阿尔茨海默病的某些症状，但目前尚无治愈的方法。患者不可避免地都会出现疾病进展，这是当前治疗的困境。

因此，关爱老人，关爱自己，早期识别阿尔茨海默病，早期干预，早期治疗，获得最大的健康收益，尤为重要。

第二节　什么样的人易患阿尔茨海默病

根据目前的研究，阿尔茨海默病的发病与很多因素有关，有下列情况的人容易患病。

1．老年人，尤其是女性

年龄越大，患病风险越高。其中，60～64岁阿尔茨海默病发病率为0.3%～1.0%，70～90岁为20%，90岁以上为40%。这意味着，90岁以上的老年人中，10人中就有4人患有阿尔茨海默病。中老年女性人群罹患阿尔茨海默病的发病风险均大于同龄男性，因此女性老年人更要注意预防。

此外，教育水平过低也会增加阿尔茨海默病的发病风险。当然这不是单纯指我们的学校教育，平时自身的学习也是其中一部分。为了预防阿尔茨海默病，我们要加强学习，多锻炼大脑，增加认知储备。

2．生活方式不健康的人

（1）饮食不健康：摄入蔬菜、水果、鱼、海鲜、豆类、坚果类食物比较少，饱和脂肪酸、红肉、糖的摄入比较多的人容易患阿尔茨海默病。因此，要均衡饮食，饮食多样，控制红肉、脂肪、糖的摄入量。

（2）吸烟和饮酒：中老年人吸烟、过量饮酒也容易患上阿尔茨海默病。

（3）身体活动不足：久坐不动的生活方式是患阿尔茨海默病的危险因素。另外，行走缓慢也提示认知下降的风险。因此，适度的体育活动也有预防阿尔茨海默病的作用。

（4）用脑少：用脑少的人大脑功能易衰退，日常的读书看报、下棋、打扑克、唱歌、做手工等都有助于改善大脑的认知功能、记忆力等，正所谓，

"活到老，学到老"，脑子常用才聪明。

（5）社会隔离：社交少，社会隔离的人也容易患阿尔茨海默病，而社会隔离本身也可能是阿尔茨海默病的早期表现。积极的社交活动能减少阿尔茨海默病的发生。老年人应多参加社会活动，融入社会。

3．患有下列疾病的人

（1）高血压：血压过高对大脑认知有不利的影响。高血压病能够导致多种心脑血管疾病，影响大脑，与阿尔茨海默病的发生有关，同时血压过低对大脑也有不利影响。

（2）糖尿病：血糖升高会使认知功能下降，增加罹患阿尔茨海默病的风险。2型糖尿病可使阿尔茨海默病患病风险增加1.5倍，因此，管理好血糖，防控糖尿病并发症，是降低阿尔茨海默病发病风险的有效措施之一。

（3）血脂异常：胆固醇高的中老年人也容易患上阿尔茨海默病。建议中老年人定期监测血脂，及时控制血脂。

（4）肥胖：中年肥胖或超重的人易增加罹患阿尔茨海默病的风险，中年肥胖可使其风险增加1倍。加强体育锻炼、控制体重、降低体脂率，有助于预防阿尔茨海默病的发生。

（5）具有多种危险因素：高血压病、糖尿病、血脂异常、吸烟、超重或肥胖等危险因素常同时存在。存在3种或以上危险因素患阿尔茨海默病的风险是无危险因素的人的3.4倍。

（6）心脑血管疾病：心血管疾病，如房颤、心力衰竭、冠心病也与阿尔茨海默病的发生密切相关。

4．社会、心理等状态不佳的人

（1）抑郁状态：抑郁症患者阿尔茨海默病发病风险增加，甚至抑郁状态有可能是阿尔茨海默病的早期表现，所以保持积极乐观的心态，积极治疗，调整抑郁状态，都有助于降低阿尔茨海默病的患病风险。

（2）睡眠障碍：失眠、睡眠呼吸障碍或睡眠碎片化都会增加阿尔茨海默病风险，睡眠呼吸障碍者，认知功能下降速度加快。生活中大家也会感觉到，睡眠欠佳时记忆力下降，注意力不集中，学习能力下降，长此以往，会增加患阿尔茨海默病的风险。

（3）嗅视听觉异常：嗅觉、听觉和视觉异常能够增加患阿尔茨海默病的风险，如听力丧失的老年人发病风险为无听力障碍者的1.5～1.7倍。

（4）独居或丧偶：独居或丧偶的老人在阿尔茨海默病患者群体之中占有较大的比例，他们在生活中缺乏倾诉和交流的对象，日常生活较为单调，同时缺少思考，较少社交，长此以往会导致交流能力和生活能力的显著下降。

5．有遗传基因的人

如果家族亲属中有患上阿尔茨海默病的，需要注意预防，因为遗传因素也起着重要作用。目前已知的基因包括淀粉样前体蛋白（amyloid precursor protein，*APP*）基因、早老素1（presenilin 1，*PSEN*1）基因和早老素2（presenilin 2，*PSEN*2）基因。*ApoEε*4等位基因是已知最强的遗传风险因子，但它只是一种易感基因，不是决定基因，有这个基因的人发生阿尔茨海默病的可能性大幅增加，但并非一定发生。

总之，患上阿尔茨海默病，既有先天的因素，也有后天的因素，是先天与后天相互作用的结果。其中，遗传基因、性别、年龄是无法改变的，但不良的生活方式可以改变，高血压、糖尿病、肥胖等可以控制，睡眠障碍、心理抑郁、听力视力下降等可以改善。由于目前阿尔茨海默病还无法根治，很难逆转，就需要我们积极控制危险因素，预防阿尔茨海默病的发生风险。

第三节　阿尔茨海默病的"预警信号"

阿尔茨海默病是一种比较常见的神经系统退行性疾病，俗称"老年痴呆症"，其发生主要是由于脑组织萎缩，导致脑功能失调甚至丧失，从而诱发认知功能下降、行为和人格变化等一系列症状。

阿尔茨海默病患者从轻度记忆与认知障碍，到最后的植物状态，要经历几年甚至几十年，随着疾病进展，晚期丧失独立生活能力，完全需要他人照料，给社会和家庭带来了沉重的经济负担。

由于阿尔茨海默病起病隐匿，症状表现不明显，常常被误认为是老年人的正常生理退化，而当症状明显时，患者的脑组织往往已明显萎缩，治疗效果就会大大降低，贻误最佳的治疗时机。因此，早期发现、早期干预治疗是目前阿尔茨海默病最佳的治疗方案，这里我们来谈谈如何早期发现阿尔茨海默病。

一、阿尔茨海默病的早期表现

许多阿尔茨海默病患者都是在不知不觉当中发病的，多数表现为记忆力减退和健忘等情况，并且健忘、记忆力下降等症状也很容易被忽视，随着病情的不断发展，患者会表现出明显的精神衰退、反应迟钝、情绪低落等，与此同时还可能产生性格改变。

症状1：记不住近期的事情

近期记忆力下降是阿尔茨海默病患者早期最常见、最突出的症状。主要表现为容易忘事，记不起不久前发生的事情，记不清自己刚讲过的话或别人刚告诉的某件事。值得注意的是，这些老人对很早发生的事往往记得很清楚，这常被误认为是老人记忆力还不错，并没有什么大问题而延误诊治。家人可以对有记忆力下降的老年人进行简单的测试，例如问老人是否记得昨晚吃的食物，给老人说三个词让其记住，几分钟后再次询问，看看能否正确记忆等。

症状2：不能顺利完成以前熟悉的家务

表现为做事总是"丢三落四"。以往烧得一手好菜，现在却经常忘了放盐或重复放盐，或错将糖当作盐等。常常忘记关煤气、风扇等。家属往往是因为出现这类情况才带老人去医院就诊。

症状3：反复说同一句话，不能完整表达自己的意思

早期主要表现为说话比之前少了，沉默寡言，有时因忘记简单的词语而突然中断说话或词不达意，有时又东拉西扯、喋喋不休，反复重复说过的话，但说出的话颠三倒四、不得要领，让人很难理解；对以前熟悉的物品不能准确叫出名称。

症状4：理财能力下降

不能完成自己财务的管理，一开始出现不会算复杂的账目或者计算速度变慢，以后逐渐发展为买菜时不会算账，连简单的算术也要想很久。

症状5：分不清时间、地点

患者可能不知道今年是哪一年，现在是几月份，甚至分不清白天、黑夜；在自己熟悉的地方（如自己居住的街道）也常走错方向，找不到回家的路，甚至一出家门就迷路。

症状6：判断能力下降

不能准确判断做某件事情是否合适，不能对事件做出合理的认知和情绪反应，不能做出正确的选择。

症状7：人格改变

没有明确原因地沮丧、烦恼、恐惧或急躁，缺乏自主判断，别人说什么就是什么，比如轻易给别人很多钱。对于和他人交流缺乏兴趣，拒绝参加群体活动。

二、阿尔茨海默病的早期自测量表

对于有以上症状的人，可以通过表3-1进行初步评估。

表3-1 认知障碍自测量表

序号	表现
1	判断能力出现问题，例如决定困难
2	兴趣减退、爱好改变、活动减少
3	不断重复同一件事
4	学习使用手机、微波炉等简单器具有困难
5	记不清当前月份或年份等
6	处理复杂个人经济事务有困难
7	记不住和别人的约定
8	日常记忆和思考能力出现问题

如果您有两项以上选择"是"，可能存在认知障碍，建议及早就医。

三、阿尔茨海默病的演变过程

主要分为以下3个阶段。

第1阶段：患者首先出现记忆力衰退现象，同时病情的进展速度较快，如刚刚经历过的事、放下的物品或者吃过的饭立刻就忘记了，并且无法再回忆起来，甚至是住了一辈子的家也可能刚离开几步就再也找不回来了。处于这一阶段的阿尔茨海默病患者经常出现走失的情况。

第2阶段：在该阶段患者的行为发生异常，同时人格出现改变，患者常常会变得十分自私、易怒和暴躁，并且产生幻觉及猜疑等情况，时常猜疑他人正在议论自己或者想害自己，并且常常会说听到或者看到别人根本无法看到与察觉到的事情和人。患者对于外界反应能力显著下降，出现讲话重复、啰唆的情况，甚至编造虚假事情。例如，患者刚刚起床却说刚刚吃完饭，在日常做事时十分幼稚，并且经常错误百出。

第3阶段：进入该阶段的患者时常无法生活自理，伴随着症状的持续加重，即便是比较简单的日常活动也无法自行完成。例如穿衣、如厕和吃饭等，所有的生活事情都需要他人的帮助和照顾。

了解并识别阿尔茨海默病早期的临床表现，通过改变生活方式来管理早期阿尔茨海默病患者至关重要。

第四节　如何预防阿尔茨海默病

阿尔茨海默病就像一块"记忆的橡皮檫"，无情擦去过往的记忆。温暖的亲情、自理的能力在疾病的侵蚀下逐步消退，令很多老年人感到焦虑，甚至恐惧。经常有老年人或其子女询问医生："近期记忆力下降明显，是不是得了阿尔茨海默病？什么措施可以预防或者减缓阿尔茨海默病？"尤其是那些生活水平较好，文化程度较高的人，对这样的问题更为关注。

过去 20 多年来，众多科学家前赴后继，希望能寻找到攻克阿尔茨海默病的良药，结果却事与愿违。国内外数百项药物临床试验绝大多数以失败告终，目前也尚未研发出能有效延缓阿尔茨海默病进展的药物。现有治疗药物仅能对疾病起到轻度的治疗作用，与患者及家属对于逆转或缓解阿尔茨海默病的期待仍有很大差距。因此，早期预防显得尤为关键。

一、控制危险因素、利用保护因素

首先，我们要坚定信心，阿尔茨海默病是可以有效预防的。越来越多的研究表明，有效控制危险因素、合理利用保护因素可以显著降低阿尔茨海默病的发病率和患病率。

有效预防阿尔茨海默病，就要做到知己知彼，了解罹患阿尔茨海默病的危险因素有哪些，保护因素又有哪些。

我们可以有效控制的危险因素，主要包括控制高血压、糖尿病、血脂异常、超重或肥胖、吸烟与大量饮酒等危险因素；改善低教育程度、抑郁、睡眠障碍等社会心理因素；嗅觉、听觉和视觉在内的感觉系统的异常也能够增加阿尔茨海默病患病风险，需要及时就医干预。

其次，还有一些能减少阿尔茨海默病发生的保护性因素，包括青年时文化教育程度高、成年时工作复杂程度高、晚年社交活动多、脑力及体力的锻炼活动多等。这些保护因素也验证了一句俗语："勤动脑，人不老。"

既然阿尔茨海默病有这么多可控因素，我们就可以有的放矢，针对这些危险因素，积极行动起来，预防阿尔茨海默病。

二、管好基础病，坚持健康生活方式

首先，应积极治疗伴随疾病。研究表明，纠正高血压、糖尿病、高胆固醇血症等危险因素可降低阿尔茨海默病发病率。随着生活方式的改变，高血压成为中老年人的常见病，众所周知，高血压是心脑血管疾病的元凶之一，这里需要提醒大家的是，高血压也是阿尔茨海默病的重要危险因素，有效控制高血压，尤其是中年期高血压对阿尔茨海默病的防治有重要作用。

糖尿病也是患阿尔茨海默病的重要危险因素，糖尿病患者应在医生指导下，采用规范的生活方式和/或降糖药物干预，有效管理血糖，这有利于降低阿尔茨海默病的患病风险。

有效控制血清胆固醇水平对预防心脑血管病具有重要意义，但对阿尔茨海默病的影响还在研究中。管理血脂异常，早期筛查与长期合理干预十分重要，健康生活方式的干预和饮食习惯的调整是基础措施。

要重视抑郁状态、睡眠障碍、睡眠呼吸暂停等疾病，老年朋友们不要觉得心情低落、睡不好觉、打呼噜都是些不值一提的小事，应积极就医，有效干预，可有效降低阿尔茨海默病发病风险。

近年来，听觉和视觉障碍与阿尔茨海默病之间的关系受到了越来越多的关注，老年朋友们不要觉得年纪大了，"眼花耳背"是正常老化现象，这背后其实隐藏着阿尔茨海默病的风险。"眼睛是心灵的窗户"，从预防阿尔茨海默病的角度来讲，老年人应提高对视觉障碍的认识，定期筛查视觉问题，及时矫正屈光不正，治疗白内障等视觉障碍，保护好"心灵的窗户"。老年人还应提高对听力损伤和听力康复的认识，定期进行听力损伤相关筛查，必要时可配戴助听器或使用人工耳蜗。关爱老人，预防阿尔茨海默病，从帮助老人"耳聪目明"开始。

其次，健康的生活方式有助于预防阿尔茨海默病。现代人追求好身材，是为了"美"，但同时对预防阿尔茨海默病也多有裨益。65岁以下人群应保持或减轻体重，控制热量摄入，使BMI达到并保持在$18.5 \sim 24.9kg/m^2$，但也要注意不宜太瘦，体重过低对于脑认知同样是一个不利因素。

俗话说"烟酒伤身"，同样也损害认知功能。对于老年人，提倡戒烟、不饮酒或少量饮酒，对吸烟和过度饮酒者可采取非药物和药物干预措施，以降低认知功能下降和罹患阿尔茨海默病的风险。

老年人操劳半世，退休后终于迎来了闲适的晚年生活，"采菊东篱下，悠然见南山"，但我们提倡"退而不休"，建议老年人认真规划退休生活，积极参与智力活动（书法、绘画、演奏乐器、广场舞等）、体育锻炼（推荐每周至少150分钟的中高强度的有氧运动、耐力训练、太极拳）和社交活动（参加生日聚会、集体度假旅游等），这些都有助于预防阿尔茨海默病。

前文多次提到饮食习惯，民以食为天，对中国人来说，"吃"是一件大事，对于保护认知功能来说，"吃什么，怎么吃"也很重要，健康的饮食结构与认知功能的保护息息相关。饮食因素可直接或间接地参与阿尔茨海默病的发展，而健康饮食具有预防认知障碍的巨大潜力。

经常有老年人询问，"预防痴呆我该吃点啥？"医生推荐地中海饮食。地中海饮食是一种以蔬菜、水果、鱼类、五谷杂粮、豆类和橄榄油为主的饮食模式，一直被认为有多种健康益处，可直接或间接降低阿尔茨海默病患病风险。

俗话说，"活到老，学到老"，这不仅是人生的修为，在预防阿尔茨海默病方面也有很大价值。提高教育水平可以起到一定的降低阿尔茨海默病发病风险的作用，鼓励老年人参加老年大学，进行终身学习，提高认知储备。

此外，脑外伤尤其是伴有意识丧失30分钟以上的脑外伤史能够增加阿尔茨海默病发病风险，而老年人由于视听觉、反应能力、平衡能力的减退，容易发生跌倒。因此，提醒老年人注意保护头部，避免跌倒，预防脑外伤。

我们期待能够预防阿尔茨海默病，有尊严地安享晚年生活。遗憾的是，目前并没有灵丹妙药能够百分百地预防阿尔茨海默病。减少患阿尔茨海默病的风险，需要针对个人的危险因素，有针对性地加以干预，最好在医生的指导下进行。

需要提醒广大老年朋友的是，有一些方法是不推荐用于阿尔茨海默病预防的，不能"我觉得"，想当然。方法主要包括以下2点：①雌激素替代疗法，虽然绝经后雌激素减退是老年女性认知功能减退的一个危险因素，但对于绝经后妇女不建议应用雌激素替代疗法预防阿尔茨海默病；②乙酰胆碱酯酶抑制剂，经常有健康老年人要求医生为其开具治疗阿尔茨海默病的乙酰胆碱酯酶抑制剂来预防阿尔茨海默病，这种做法是违反科学的，目前乙酰胆碱酯酶抑制剂仅用于治疗阿尔茨海默病，没有证据证明这种药可以预防阿尔茨海默病。

部分老年人因具有阿尔茨海默病家族史或自身检测出携带 *apoE* 4基因而闷闷不乐，甚至惴惴不安，其实大可不必。存在阿尔茨海默病的危险因素仅提示患病风险升高，并不代表一定患病。对于存在阿尔茨海默病危险因素的人，在医生的指导下，积极调控危险因素，能有效降低患病风险，与其担心患病，不如行动起来，通过上述方法积极预防阿尔茨海默病。

总之，阿尔茨海默病预防重于治疗，通过健康生活方式、有效管理可控的危险因素、提高教育水平，可以避免或延缓阿尔茨海默病的发生。

（梁军华　王欠欠　王　伟）

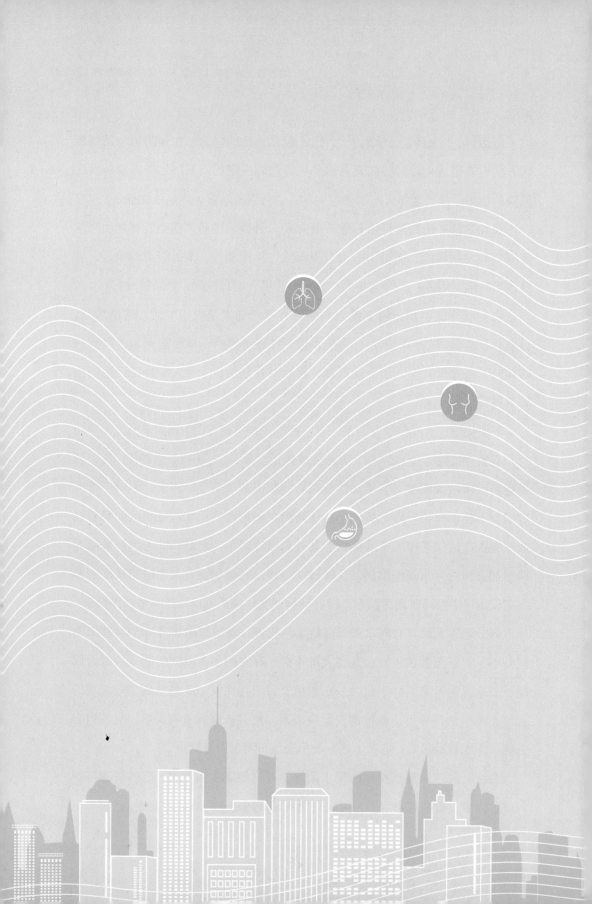

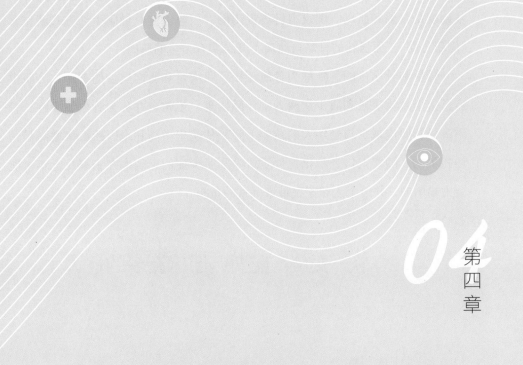

04

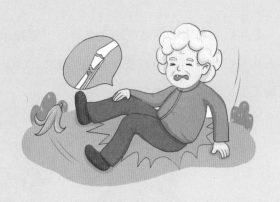

老年人的 "骨松" 与 "肌少"

老年人的活动能力是非常能代表健康水平的指标之一，而活动能力的基础就是骨骼和肌肉。国家卫健委提出的"三减三健"健康生活方式就包含"健康骨骼"，而强壮的骨骼自然离不开结实有力量的肌肉。

骨量和骨质量的下降称为骨质疏松，肌肉量和肌肉质量的下降称为肌少症；由于骨质疏松和肌少症两者常伴随出现，也常合并称为骨松肌少症。骨质疏松和肌肉减少与老年人的功能下降、住院率增高和全因死亡率增高是密切相关的。随着人口老龄化，骨质疏松和肌少症的患病率在未来几十年可能会大幅增加，并给个人和家庭带来沉重的负担。

第一节　变矮、驼背、肌肉减少的危害

一、身高变矮与驼背

老年后身高常会变矮或出现驼背，可能提示椎体出现了压缩性骨折。老年人比自己年轻时的身高变矮超过3厘米，就提示可能存在椎体压缩，建议做胸腰椎X线检查，加以明确。

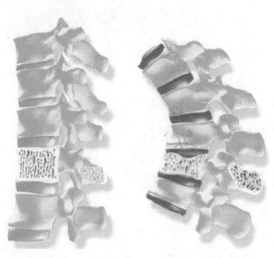

身高变矮或者驼背并不仅仅是体态上不好看，还会带来许多问题。包括：①由于身体中心轴线和骨盆位置的改变，驼背的老人会经常出现腰腿疼痛；②脊柱的弯曲对心肺会造成一定的压迫，影响心肺的舒张，老年人会有胸闷憋气，严重的会出现低氧以及心功能不全；③驼背还会对胃肠功能造成影响，导致食欲不佳、腹胀以及消化不良；④部分老年人会由于头的前倾，出现头晕的情况；⑤增加其他椎体的受力，从而更易被压缩；⑥椎体不稳定、椎间盘突出，椎管、椎间孔狭窄造成脊髓、神经受压。

因此，早期治疗，避免已经被压缩的椎体被压得更扁，避免出现更多的椎体压缩，是非常有必要的。

在中国疾病预防控制中心慢病中心的主持下，2018年进行了骨质疏松与骨折的调查，调查结果见表4-1。

表4-1 老年人椎体骨折的患病率

年龄／岁	男性／%	女性／%
60～69	14.3	15.5
70～79	23.8	28.1
≥80	36.0	38.1

可见我国椎体骨折发生率之高，但去医院就诊的椎体骨折患者却非常少，去医院就诊的人中，60～69岁的女性为6.6%，男性为4.1%；70～79岁的女性为5.6%，男性为3.9%；≥80岁的女性为4.5%，男性为4.0%。

这提示许多老年人虽然都发生过椎体骨折，但都在不同程度上忍受着腰背疼痛而未去就诊；部分老年人进行了治疗，做手术改善了椎体的压缩，恢复了活动能力，但对于这些老年人来说，更重要的是需要启动抗骨质疏松的治疗，避免再次发生椎体的压缩。

抗骨质疏松的治疗并不仅仅是服用钙片或者维生素D，还包括营养膳食、运动及其他治疗，如双膦酸盐、RANKL单抗、重组人甲状旁腺激素等药物。

这也是很多患者觉得吃钙片治疗骨质疏松效果并不好的原因。

二、您了解肌少症吗

骨骼与肌肉是相连的，很难见到肌肉强壮的人骨骼却很脆弱。"有钱难买老来瘦"的说法并不科学，或者说"瘦"是需要被额外定义的。研究表明体重过低与体重过高一样，全因死亡风险都是增高的，而死亡风险最低的是那些体重指数在22.5～27.5kg/m²范围内的人，这是一个正常以及正常偏超重的范围。因此，对于老年人来说，略胖一点对健康更有益。

体重指数如何算：体重指数＝体重（千克）÷身高（米）÷身高（米）

当然，单纯以体重指数来判定是否存在肌肉减少并不准确，因为还有肥胖的肌少症。肌少症是一种与年龄相关的骨骼肌质量与功能的下降，如肌肉力量下降或体能差。肌少症会导致机体功能下降、生活质量下降、心肺功能受损、血脂异常、跌倒、失能、免疫抑制、高昂的医疗支出，甚至死亡。肌少症可增加死亡率3.7倍，使跌倒风险增加2倍，增加生活不能自理的风险。肌少症可导致入院风险增加50%、住院时间延长20天以及医院护理费用增加34%～58%。近期有研究提示肌肉力量的下降还与阿尔茨海默病相关。

肌少症的患病率因人群而异。比如社区居住的65岁以上人群的患病率为3%～24%。老年人中男性和女性肌少症的患病率一般为10%～14%和9%～15%，但如果患有慢病，肌少症的患病率就会大大增加，比如心血管疾病患者的肌少症患病率为31.4%，阿尔茨海默病患者的肌少症患病率为26.4%，糖尿病患者的肌少症患病率为31.1%，呼吸系统疾病患者的肌少症患病率为26.8%，因此患有慢病的老年人更要注意预防肌少症。

第二节　如何了解自己的骨骼与肌肉

一、您有骨质疏松吗

如何了解自己是否有骨质疏松呢？老年人可以通过IOF一分钟测试题以及亚洲人骨质疏松自我筛查工具（OSTA指数）评估自己患骨质疏松的风险。

1．IOF一分钟测试题（表4-2）

表4-2　IOF一分钟测试题

	编号	问题	回答
	1	父母曾被诊断有骨质疏松或曾在轻摔后骨折？	是□否□
	2	父母中一人有驼背？	是□否□
	3	实际年龄超过40岁？	是□否□
	4	是否成年后因为轻摔发生骨折？	是□否□
	5	是否经常摔倒（去年超过一次），或因为身体较虚弱而担心摔倒？	是□否□
	6	40岁后的身高是否减少超过3cm以上？	是□否□
	7	是否体重过轻？（BMI值少于19kg/m^2）	是□否□
不可控因素	8	是否曾服用类固醇激素（例如可的松，泼尼松）连续超过3个月？（可的松通常用于治疗哮喘、类风湿关节炎和某些炎性疾病）	是□否□
	9	是否患有类风湿关节炎？	是□否□
	10	是否被诊断出有甲状腺功能亢进或甲状旁腺功能亢进、1型糖尿病、克罗恩病或乳糜泻等胃肠疾病或营养不良？	是□否□
	11	女士回答：是否在45岁或以前就停经？	是□否□
	12	女士回答：除了怀孕、绝经或子宫切除外，是否曾停经超过12个月？	是□否□
	13	女士回答：是否在50岁前切除卵巢又没有服用雌/孕激素补充剂？	是□否□
	14	男士回答：是否出现过阳痿、性欲减退或其他雄激素过低的相关症状？	是□否□

续　表

	编号	问题	回答
	15	是否经常大量饮酒（每天饮用超过两单位的酒精，相当于啤酒1斤、葡萄酒3两或烈性酒1两）？	是□否□
可控因素 （生活方式）	16	目前习惯吸烟，或曾经吸烟？	是□否□
	17	每天运动量少于30分钟？（包括做家务、走路和跑步等）	是□否□
	18	是否不能食用乳制品，又没有服用钙片？	是□否□
	19	每天从事户外活动时间是否少于10分钟，又没有服用维生素D？	是□否□

上述问题，只要其中有一题回答结果为"是"，即提示存在骨质疏松症的风险，建议进行骨密度检查或FRAX®风险评估（评估骨折风险的专业网站，网址：https://www.shef.ac.uk/FRAX/tool.aspx?country＝2）。

2. 亚洲人骨质疏松自我筛查工具

用体重减去年龄，再乘以0.2，就得到一个数值，简称OSTA指数（图4-1），方便我们评估自身骨质疏松的风险。

OSTA指数＝[体重（kg）－年龄（岁）]×0.2

OSTA指数＞-1为低风险，OSTA指数在-1到-4之间为中风险，OSTA指数＜-4为高风险。

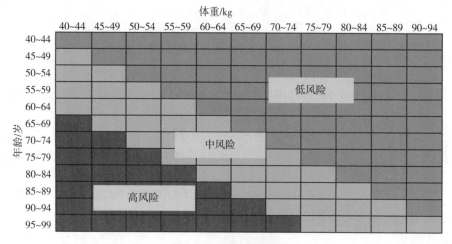

图4-1　OSTA指数图

也可以通过图4-1查找进行判断。如果计算结果属于中、高风险，就需要到医院，做进一步检查，由医生来诊断。

比如一位65岁的女性，体重是60千克，那OSTA指数＝（60-65）×0.2＝-1，属于骨质疏松的中风险，需要到医院就诊进一步检查。

3．医院如何测量骨质疏松

通过双能X线骨密度仪来判定患者是否有骨质疏松，以及骨质疏松的程度，这是目前世界通用的最合理的标准。对于绝经后的女性和＞50岁的男性，可通过骨密度报告上的T值来进行判断：

（1）T值的正常范围为-1～＋1。

（2）T值＜-1＞-2.5表示骨量降低、骨量流失，有患骨质疏松症的风险，需要采取措施减少骨量流失。

（3）T值≤-2.5提示骨质疏松症，需要针对骨质疏松进行治疗。

做这项检查时，有人担心辐射的问题，其实双能X线骨密度仪检查所致的辐射剂量非常小，采用常规扫描模式的全身检查时，剂量范围约为胸部X线片检查的1/10，所以老年人尽可以放心检查。

二、您有肌少症吗

判断是否有肌少症，需检测肌力、活动能力以及肌肉量。

1．肌力检测需要专业设备——握力仪，如果男性握力低于28kg，女性低于18kg，就需要警惕了。

2．测行走速度，以平时走路的速度行走6米，计时并进行计算，如果步速低于1米/秒，就提示存在肌少症。研究发现，75岁及以上的男性和女性中有56%的人步速低于0.8米/秒这一水平，提示该年龄段老人患肌少症的比例较高。

3．可以进行五次"坐立"测试：在地面防滑、光线充足条件下，双手交叉扶着肩膀，不依靠上肢力量，仅仅依赖下肢，连续从椅子上起立并且坐下，连续5次，记录从第一次起立到最后一次站立的时间。超过12秒，提示下肢肌肉力量可能存在问题。

4. 对于肌肉量，可以通过小腿围来评估，被测量者两腿要开立同肩宽，用软尺测量小腿最粗的部位，如果男性低于34厘米，女性低于33厘米，就要考虑肌少症的可能。还有一个不需要任何工具，就可以测量的方式为指环试验。具体做法为：用拇指和示指环扣在小腿最粗的地方，粗测小腿肌肉含量，不能扣住说明肌肉含量饱满，如果刚好可以扣住说明需要加强锻炼，如果还有富余说明肌肉减少。

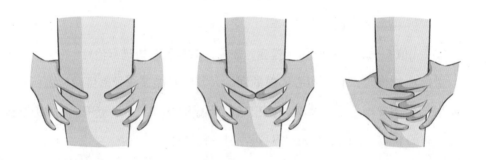

医院多会使用人体测量、生物电阻抗和双能X线骨密度仪来测量肌肉含量。这些专业设备各有优势，在老年人中，人体测量误差较大。在70～79岁的人中有20%的人有肌肉含量减少，80岁以上的人中有30%的人有肌肉含量减少。

第三节 "骨松"和"肌少"偏爱哪些老年人

了解了骨质疏松和肌少症的危害，通过体检或者自测知晓了自己可能患有上述疾病或者有风险。那为什么会得这种疾病呢？有什么方法可以避免或者改善呢？

　　首先，有些导致骨质疏松和肌少症的风险因素是我们自身无法避免的，医学上称之为不可控制的因素，通过前面的自测问卷（表4-2），大家也可能有所了解。在表4-3提及的不可控制因素中，性激素缺乏一般指女性绝经早，即在45岁之前绝经，以及女性非生理性（生理性的停经为怀孕和哺乳）的停经超过12个月。早期环境，指出生身长、出生体重、儿童期身高增长情况，以及30岁骨量和肌肉量高峰时的水平。共病指当下所合并的慢性病，包括糖尿病、甲状腺功能减退或亢进、风湿类疾病等慢病。脆性骨折是指轻微外力或者平地摔倒导致的骨折。

表4-3　骨质疏松和肌少症的危险因素

不可控制因素	可改变的因素（生活方式）
女性	**低体重**
年龄	**吸烟**
亚裔或高加索人种	**过量饮酒**
性激素缺乏	**长时间不活动**
早期环境	*饮食钙摄入量低*
共病	*蛋白质摄入量低*
遗传因素	**维生素D缺乏**
存在的脆性骨折病史	**糖皮质激素的使用**
脆性骨折家族史	*生长激素水平低*

注：骨质疏松和肌少症共同的风险因素以粗体显示，骨质疏松的风险因素以斜体显示。

　　表中右侧为可改善的因素，即生活方式，这是我们需要努力改善的重点。其中，低体重指体重指数＜18.5kg/m²。过量饮酒指每天饮用超过1斤啤酒或者1两高度白酒或3两葡萄酒。长时间不活动指每日活动时间，包括做家务的时间小于半小时。饮食钙摄入低，我国传统膳食每日钙摄入在400毫克左右，需要额外摄入奶制品、豆制品、海带、虾皮等高钙食物，方能达到每日1000

毫克元素钙的需求，饮食不能满足需求的，建议口服补钙。缺维生素 D，生活纬度偏高，户外活动少以及防晒的流行，导致目前我国居民普遍维生素 D 缺乏，建议到医院抽血检测。日常需要每日半小时的裸露皮肤接触阳光时间（上午10点和下午3点左右），或者800～1000单位每天的维生素 D 补充。

综合来说，骨质疏松与肌少症更"偏爱"老年，体重低，吃肉少，没有奶制品摄入习惯，不爱活动，又喜欢防晒的女性；对于男性，风险主要集中于抽烟喝酒、体力活动少的男性。

第四节　如何强健您的肌肉与骨骼

在改善骨质疏松和肌少症的方法上，首先提倡的是健康的生活方式，包括戒烟、戒酒，增加活动量等；其次才是药物治疗。

一、饮食方面

1. 补充蛋白质

对于65岁以上的肌少症患者，每日推荐蛋白质摄入量为1～1.2g/（kg·d）。蛋白来源首选含优质蛋白的食物，优质蛋白之所以优质，是由于其中的氨基酸利用率高，各种氨基酸的比例符合人体需求，容易被人体吸收利用。如鸡蛋、牛奶、大豆中的蛋白等，而小麦和大麦中的麦胶蛋白、玉米中的玉米胶蛋白、肉皮中的胶质蛋白等，这些蛋白质不易被人体吸收利用。

一般瘦肉中蛋白的含量为20%，液体奶或者酸奶中的蛋白含量为3%，蛋类的蛋白含量为12%。如果当日需要60克蛋白，就需要250毫升左右的牛奶＋1个鸡蛋＋200克瘦肉。部分食物成分见表4-4。

表4-4 部分食物成分表

食物	可食部分/g	蛋白质/g	钙/mg
酱牛肉	100	31	20
叉烧肉	100	24	8
牛乳粉（全脂）	100	20	676
猪肉（脊背，里脊）	100	20	6
鸡胸脯肉	100	19	3
芝麻酱	100	19	1170
中国对虾	67	18	35
肠（广东香肠）	100	18	5
大黄鱼（大黄花鱼）	66	18	53
草鱼（白鲩，草包鱼）	58	17	38
豆腐干（香干）	100	16	299
核桃（干，胡桃）	43	15	56
鸡蛋（蛋白）	87	13	48
豆腐（北豆腐）	100	12	138
生花生（落花生）	53	12	8
馒头（蒸，标粉）	100	8	18
花生酱	100	7	67
豆腐（南豆腐）	100	6	116
牛乳	100	3	104
肠（午餐肠）	100	3	2
蘑菇（鲜，鲜蘑）	99	3	6
米饭（蒸，粳米）	100	3	7
酸奶	100	3	118
豆浆	100	2	10
大白菜（青白口）	83	1	35
胡萝卜（红）	96	1	32
苹果（红富士）	85	1	3

优质蛋白的补充还受到很多因素的影响，建议进食烹饪全熟的肉类，与碳水化合物、富含不饱和脂肪酸的食物混合进餐。此外，结合运动锻炼，补

充蛋白才更有效。

2. 补充钙剂

对于一般人群，要达到体内钙的平衡，每日需要1000毫克的钙，否则便会入不敷出，长此以往必然会发生骨质疏松。首先推荐通过膳食补钙，也易被吸收利用。一般人体对食物钙的吸收率为20%～30%，奶制品中钙的吸收率为50%。

前面所举例的含60克蛋白质的食物：250毫升左右的牛奶＋1个鸡蛋＋200克瘦肉，约含300毫克的钙，虾皮、豆制品、芝麻酱等（表4-4），也都是非常好的补钙选择，酸奶及奶酪等乳制品对补充蛋白和钙也是非常好的选择。如果进食受限，难以通过食物摄取充足，就需要服用钙片来补充。

目前市场上补钙产品种类繁多。

（1）有机钙：葡萄糖酸钙、乳酸钙、柠檬酸钙、果糖酸钙等。其优点是溶解度高，对胃肠道的刺激小，但含钙量低，需要吃的药量比较大，价格也更高。葡萄糖酸钙的钙含量为9%，乳酸钙含钙13%，柠檬酸钙含钙20%，醋酸钙含钙22%。另外，葡萄糖酸钙不适合糖尿病患者，乳酸钙不适合乏力患者。

（2）无机钙：碳酸钙、氯化钙、磷酸钙、氢氧化钙等。其优点是含钙量较高，但水溶性不如有机钙，且胃肠道反应较大，容易引起便秘。碳酸钙因含钙量最高，达到40%，目前为医院首选的钙剂（1500毫克的碳酸钙能提供600毫克的元素钙）。氯化钙含钙27%，磷酸钙含钙17%。另外，磷酸钙不适合高磷血症患者，氢氧化钙要注意含有重金属问题。

（3）新型钙剂：氨基酸螯合钙、三羟基丁酸钙、苏糖酸钙等。此类钙剂含钙量在16%左右，溶解度好，吸收率高，对胃肠道刺激较小，但价格较贵。洋地黄化的患者、心肾功能不全者不适合使用。

总之，钙剂的选择上，以服用方便、有无不良反应以及个人喜好为主。胃酸缺乏或者因为胃病服用质子泵抑制剂（**拉唑）药物的人可以选择有机钙，有泌尿系结石的人可以选择柠檬酸钙，吞咽困难的人可以选择液体钙或者咀嚼片。

钙剂适宜就好，并不是越贵越好。每日服用剂量上要注意每片钙片元素钙的含量，补充的元素钙总剂量需达到600～800毫克。钙剂的服用时间上，建议餐中或餐后服用，和奶制品分开餐次，可在睡前服用。少量多次服用比集中单次服用效果要好。

要注意的是，膳食中摄入蛋白及元素钙时，要避免选择过多含钠或者含糖的食物。此外，还要纠正认识误区，如多喝骨头汤其实并不补钙。

二、加强运动

我们不能因为担心运动带来的关节损伤、跌倒等风险，就不运动。经常运动锻炼带来的益处是远远超过这些风险的，但在疾病的急性期或慢性病病情不稳时，建议暂缓运动。我们也可以通过一个问卷来初步了解自己的身体状况是否适合运动。

1. 身体活动准备问卷

具体内容见表4-5。

表4-5　身体活动准备问卷

序号	提问	回答
1	您的医生是否曾经说过您患有心脏病，并且只能进行医生建议的体育锻炼？	是/否
2	做运动时会感到胸口疼痛吗？	是/否
3	在过去的一个月中，您在不运动的状态下是否会感到胸痛？	是/否
4	您是否经常出现头晕、天旋地转、失去平衡或者曾经失去意识、昏倒？	是/否
5	您是否存在骨关节问题（如关节炎等），会在运动后症状加重吗？	是/否
6	您的医生目前为您的高血压或心脏病开药吗（例如高血压药，β受体阻滞剂等）？	是/否
7	您是否知道自己有其他不应该进行体育锻炼的原因？	是/否

注：如果对一个或多个问题的回答为"是"，在运动前应当进行相关医学检查，评估是否适合某项运动。如果对所有问题的回答均为"否"，运动引发的风险就比较低。

2．在运动时间和频率上，我们建议每周2～5次，每次20～60分钟；老年人每次锻炼的时间可以短一些，次数多一些，一样可以达到效果。

3．在运动强度上，如果要改善骨密度，老年人需要进行中、高强度的活动或两者结合。怎么判断运动的强度呢？一般而言，做中等强度运动时，还能说话但唱不了歌，做高强度运动时，说不了两句话就不得不停下喘口气。2分钟中等强度活动和1分钟高强度活动的效果是一样的；如果体力较差，可通过较短、更频繁的中等强度有氧运动（如每次10分钟，每天3次）代替30分钟的连续运动，循序渐进。

4．在运动方式上，依据自身的情况，可以选择健步走、慢跑、阻力训练（如俯卧撑、举重、弹力带）到负重冲击运动（如跳绳、双脚跳、网球），但必须包括平衡训练。尤其对于易跌倒的老年人，平衡训练才能有效避免跌倒。老年人的平衡能力好不好，可以通过一个小测试反映出来，测试时建议有人在旁边给予保护，具体做法：两脚前后放置排列成一字，站立10秒钟，然后换成单脚站立10秒钟。不能完成此动作的人提示跌倒风险高。

平衡训练需要循序渐进，慢慢加大难度，直到接近自己的平衡极限，先从日常功能性任务，如等待的时候单脚站立开始练起，再练习快速步行，如走一字，再逐步加大难度，如闭上眼睛单脚站立（旁边有人防护），每天练习20分钟，一周至少练习2小时。

要注意锻炼不能急于求成，要循序渐进，用3～4周适应，3～6个月达标，关键是长期坚持；一天中不要太早或太晚开始运动，也不要餐前、餐后即刻开始运动。

5．适合腰痛或椎体骨折的老年人的运动

（1）蝗虫式

这项运动有助于脊柱后背的充分延展、加强脊柱柔韧性；缓解腰部疼痛，恢复脊柱稳定性，改善腰间盘突出；消除胃胀、便秘等问题。

要注意正确的做法：在地面或硬板床上，俯卧→吸气→头、颈、胸及双

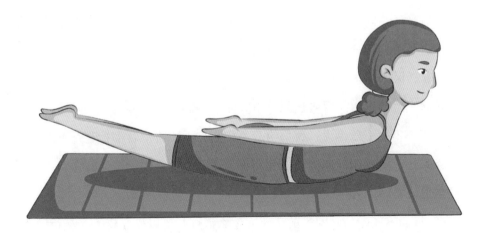

腿同时抬高，两臂向后伸，仅腰部贴床，使身体呈反弓形→呼气→还原。

过程中一定不可以憋气，要维持正常的呼吸，可以轻声数数来保证呼吸；如果感觉动作吃力，可以酌情减量；并不是头和腿抬得越高越好，而是稍稍抬起即可，抬得太高反而会导致腰椎压力增大；尤其要注意的是，不能快速猛做，而是要缓慢静态保持，抬起时维持5～10秒。

如果正处于腰痛的急性期，或者运动后腰痛加重，或是腰椎滑脱、椎管狭窄等患者，并不适合做此项运动。

（2）臀桥式

这项运动主要是强化臀部肌肉，预防下背痛。首先，仰卧，身体平躺，双手平放在身体两侧，双腿稍微分开，两个脚掌平踏在地面，双脚距离略宽于臀部。

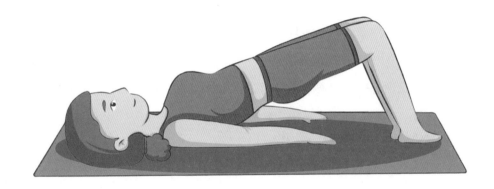

然后吸气，同时一定注意要收紧臀部，臀部向上发力，足跟处亦发力推起，以肩和上背为一个支点，双脚为另一个支点，抬起臀部，背部和大腿也顺带抬起，保持骨盆后倾，整个躯干从肩部到膝盖基本处在一条直线上。

最后，臀部用力，缓慢还原放下。注意是髋部用力驱动，不是腰部；上肢和上背部不要下压借力；臀部为着力中心；不要将上背部抬起；下放速度不可以太快，要控制住速度，以免扭伤。注意：也是不能快速猛做，以缓慢稳定地保持姿势为主。

6. 行动不便、站立困难的老年人怎么锻炼？可以坐在椅子上进行锻炼，同样可以起到锻炼效果，特别是对于上半身或腹部的肌肉。坐着锻炼比站立时耗费的体力更少，并且对膝盖或脚踝等下半身关节的压力更小。唯一的要求是椅子必须结实稳固，可以没有扶手，但要有靠背支撑；可以使用阻力带或者弹力带，根据自身情况增加。具体操作如下。

（1）脚趾抬高——增强小腿力量：身体坐直，脚平放在地面上，抬起脚趾，尽自己最大的能力抬高，然后放下；重复进行10次。

（2）脚后跟抬高——增强小腿力量：身体坐直，脚平放在地面上，抬起脚跟，然后放下；重复10次。

（3）抬高腿——增强大腿力量：身体坐直，尽自己的力量抬起腿，再弯曲膝盖把脚平放在地面上，给脚踝增加重量（也可不加）；每条腿重复10次。

（4）膝盖抬起——增强臀部力量：身体坐直，脚放平，尽可能地把腿抬高，可以用手协助抬起腿；每条腿重复10次。

（5）髋关节外展——增强臀部外部肌肉：身体坐直，脚放平，使用一条阻力带（也可不用），把腿向外滑动，再转回来；每条腿重复10次。

（6）背肌训练——增强上半身力量：身体坐直，脚放平，两手握住阻力带放在胸前，向外拉伸，再恢复；重复10次。

三、补充维生素D

维生素D是一种对人体很重要的微量元素，不仅利于骨骼，也有助于强壮肌肉，还可以减轻呼吸系统、免疫系统疾病的病情和发病频率，降低癌症的发生率，降低全因死亡率，但人群普遍存在维生素D的缺乏，尤其是老年人。

1.容易出现维生素D缺乏的状况

（1）不充足的日晒：比如室内工作、外出时衣物遮盖或者使用遮阳伞、外用防晒霜、隔着衣物或者玻璃晒太阳，以及并未在阳光充足的时间段晒太阳。

（2）部分慢性病患者（如胃肠慢性疾病导致吸收不好、肥胖、肝肾功能不全等）。

（3）服用某些药物（如抗癫痫药物、抗反转录病毒药物、利福平、糖皮质激素等）。

（4）高龄老年人：由于大于70岁时，同样的光照，皮肤生成的维生素D仅为青年人的30%，因此老年人往往更缺乏维生素D。

每天晒太阳很重要，因为我们体内仅有10%的维生素D是由食物提供的，鱼肝、蛋黄、乳制品、绿色蔬菜、菌类等都是富含维生素D的食物；而另外90%的维生素D，都是由紫外线照射皮肤合成的，所以阳光很重要，让阳光直接照在皮肤上也很重要。如果使用高级防晒霜，如SPF8的防晒霜能使皮肤合成的维生素D减少92%，SPF15的防晒霜则能减少99%。

2.什么时候晒太阳好呢？

可以采用影子原则：当您自己的影子比您的身高长时，紫外线已经非常微弱，皮肤不能合成维生素D，因此建议的晒太阳时间选择在上午10点或下午3点左右，每天晒半小时。夏天白天长、日照强，可以适当调整晒太阳的时间段和日晒时长，避免暴晒。

（1）活性维生素D：活性维生素D常用的有阿法骨化醇和骨化三醇、艾地骨化醇，是不同于普通维生素D的，具有治疗骨质疏松和改善肌少症的作用。可以长期服用，也可以和普通维生素D同时服用，但要注意监测尿钙的水平。是否需要服用需咨询医生。

（2）普通维生素D：以补充维生素D为目的时，没有胃肠吸收功能障碍的老年人，首选口服维生素D，如果有吸收功能障碍，就需要肌内注射维生素D，间隔时间根据使用剂量而定。补充维生素D的剂量一般为每天2000～5000单位，补足后每天1000单位维持量即可。

如果过量补充维生素D，可能导致肾脏钙化以及泌尿系结石等不良后果。维生素D是脂溶性的，补充过多也有蓄积中毒的风险，但除非长期大量地补充，一般不会出现中毒现象。可以通过检测血维生素D的水平，以及监测尿钙水平来判断。24小时的尿钙低于300毫克都是安全的。

（李新萍）

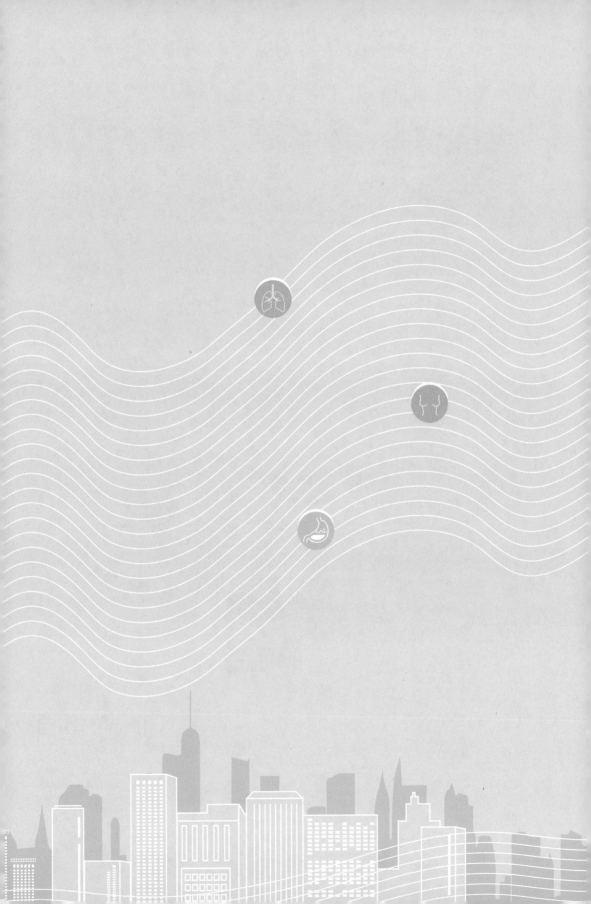

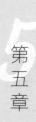

05 第五章

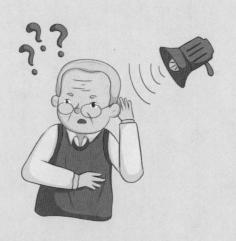

老年听力下降

场景一："咚咚咚～奶奶，我放学回来啦，给我开门啦。"小明放学回家，敲了好久门也没人应……原来，65岁的王奶奶耳朵听力不好，在屋里忙着做饭而没有听到孙子叫门。

场景二："妈～，电视开太大声了，这么吵多影响苗苗写作业啊！"祁女士抱怨着婆婆，殊不知婆婆70岁了，正常的电视音量根本听不清，只能放大音量，才能听到播放的内容。

场景三："嘀嘀嘀～大爷，您小心啊，这马路窄，刚才从您身后来的这辆车差点蹭到您！他鸣笛了好几声提醒您，您也没反应，多危险啊！"72岁的刘大爷这才慢慢转过身来，憨笑了一下："咳，老了，耳朵不灵咯，谢谢小伙子啊，我这赶紧往回靠靠，别给大家添麻烦了。"

生活中常常会见到上述场景。老年人因为听力不好，与外界沟通比较困难，造成生活上的诸多不便，生活质量下降，甚至成为安全隐患。可见，老年人的听力下降，像儿童近视一样，需要引起全民足够的重视。这对于家庭的幸福和谐，社会的文明进步，都具有重要的意义。

第一节　不可轻视的老年聋

一、老年聋是怎么回事

老年聋，又称老年性听力损失，指老年人因年龄增长、耳科疾病、遗传因素、噪声损伤、耳毒性药物以及代谢性疾病和不良生活习惯等因素导致的听觉功能下降。老年聋可能由单一因素引起，也可能是几种致聋因素相互叠加作用的结果。

传统意义上的老年聋，指随着年龄增长出现的听力损失，可以引起听觉及言语交流能力减弱，出现双耳缓慢进展的对称性、以高频听力下降为主的听力损失和言语识别能力降低。

我们再来了解一下老年聋的发病率。2018年据世界卫生组织公布的数据显示，约1/3的65岁以上老年人存在中度或中度以上的听力损失。我国1997年一项6个城市共8252名老年人的调查显示，60岁以上老年人听力损失的总患病率为33.7%。基于我国第二次全国残疾人抽样调查数据推算，60岁以上老年人听力残疾比例高达11%，人数超过2000万。2016年开展的一项我国四省市调查研究发现，听力损失现患率随年龄增长显著升高，60～74岁老年人占比53.65%。老年聋已成为继心脏病、关节炎之后影响老年人身体健康的第3位慢性疾病。近年许多研究表明，听力下降会影响老年人的认知水平，在一定程度上加速认知障碍和痴呆的发生。综上可见，老年性听力损失的患病率正逐年快速攀升，人群不断扩大。可以说老年人群听力损失的防治工作形势严峻、刻不容缓。

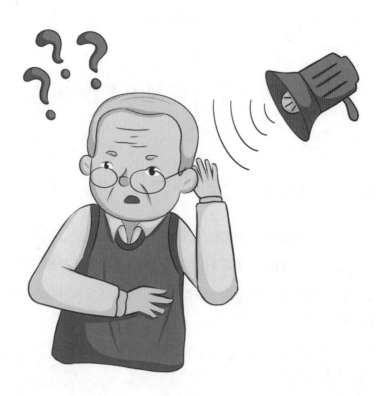

二、老年聋都有哪些危害呢

主要体现在以下四个方面。

1．言语交流能力下降

老年聋早期以高频听力损失为主，所谓高频听力损失，多为高调声音，如女性的细高声调、汽车的高音鸣笛音、钢琴的高八度音阶等。老年性的高频听力损失还常表现为言语识别能力的下降，也就是能听到声音，但听不懂说的内容。这就是为什么经常会听到老年人说"我知道是在和我说话，但是只能看到嘴巴动，也能听到些动静，但不知道说的啥"。不少老年人不得不在听声音的同时，仔细观察说话人的口型，通过辨识唇语，辅助理解言语的内容。而在有噪声的状态下，听力下降的老年人往往听音辨言更加困难。当听力损失进一步累及中低频率时，即使在安静的环境下，进行言语交流也很困难。

2．情感和社会交流能力下降

老年人在出现听力损失和言语识别能力下降后，因为与外界沟通困难，而逐渐不愿与周围的人和事产生交集，表现为语言交流越来越少，兴趣指数逐渐下降，家庭及社会活动的参与度也越来越低。久而久之，变得自卑、焦虑，严重者甚至抑郁、多疑，产生猜忌心理，这些精神心理方面的问题积累到一定程度，最终有可能导致社会隔离及精神事件爆发。老年性听力损失还常伴有不同程度的耳鸣、平衡障碍。随着听力损失的加重，接受和处理外界信息的能力逐渐减弱，最终导致身体各器官老化程度加速、生活质量急剧下降。

3．认知能力下降

听力损失被认为是与痴呆相关的最大的潜在危险因素。据调研，老年聋患者中伴随认知能力下降的比例非常高。阿尔茨海默病在轻、中、重度听力损失老年人中的发病率，分别是听力正常老年人的2倍、3倍和5倍。老年聋与认知功能障碍有部分潜在病因是相同的，包括微循环功能障碍、身体状况不佳、吸烟、糖尿病、遗传因素和氧化应激等。总之，随着人口老龄化的加剧，认知障碍及老年痴呆给我们带来了严峻的挑战。因此，重视老年聋，关注并积极采取措施，预防或减少听力损失在认知功能减退中的负面作用犹为重要。

4. 避险能力下降

老年聋患者对日常生活中的危险警告声（如交通工具鸣笛、火警、周围人的提醒声等）的感知能力下降，如前文所举的生活案例三，许多老年人随着年龄的增长，渐渐出现对声音信号不敏感，对声源定位能力下降，在日常生活中对于交通车辆的鸣笛、煤气报警的提示、对公共场所安全提示音的警报，都难以及时获取声音信号，无法对危险做出躲避反应。

一个家庭是否幸福阖美，家中老年人的健康平安占有很重要的比重，老年聋带来的安全风险不容忽视。

第二节　哪些人容易老年聋

对于老年聋，一定要重视，做到尽早发现，尽早诊断，早期发现极为重要。老年人和身边的人，需要多了解一些相关常识，有助于早期识别听力下降的苗头，从而尽早干预。

一、老年聋都有哪些表现呢

可以通俗地概括为：听不到、听不清、耳鸣、失眠、认知差。

1. 听不到（听力损失）

老年聋有多种表现形式。当伴有外耳、中耳疾病时，会出现传导性、混合性听力损失；当发生突发性聋、梅尼埃病等内耳疾患时，就是咱们熟知的"听声小蜗牛"——耳蜗出现疾病或损伤后，出现眩晕和不同程度的感音神经性听力损失。因年龄增长而导致的听力损失，通常表现为双侧的、对称性的，以高频听力下降为主。这种听力下降会逐渐加重，年龄越大，听力损失越严重。另外，老年人因为多合并全身系统性疾病，如高血压、高脂血症、糖尿病等，这些基础疾病也与老年性听力损失的发生发展有关。

2. 听不清（言语识别能力下降）

老年聋患者多伴有明显的言语识别能力下降。言语识别过程就是对声音信号的翻译过程。言语识别能力下降多表现为听得见声音，知道对方在和自己说话，但是听不懂，不明白对方言语的具体意思。生活中常看到老年人反复问询对方说的什么话，"啊？不好意思，没听清，再说一次……"。老年人这种需要不断确认对方说话内容的情况，就是言语识别能力下降的表现。轻声听不清，大声又嫌吵，这种矛盾的听力状态，让老年人在生活中产生诸多不便。实质上，这种言语识别能力的下降，是一种老年退行性变，是大脑对听到的信息处理能力的下降，对声音信号承载的信息"翻译"不过来。在噪声环境下或语速较快的交流中，这些老年人的言语识别能力会更差，让他们对交流心生抵触，会因此减少与外界的沟通，导致与周围的人和事逐渐脱节。

3. 耳鸣、失眠、认知差

老年聋常伴随着其他症状，其中最常见的是耳鸣，多为持续性高调耳鸣。常见的高调耳鸣可以是"吱吱"样的蝉鸣音，"嗡嗡"样的蜂翅音，"刺刺"的老式电视机无节目的雪花音，"嘎啦嘎啦"的机械转轮音等。耳鸣常影响老年人的睡眠质量。令人担心的是，耳鸣与睡眠障碍常会形成恶性循环，越耳鸣，越睡不着，越睡不着，耳鸣声越明显。因此，老年聋的伴随症状也不容忽视，他们有可能比单纯听力下降更影响老年人的生活质量。

不仅如此，老年聋还常伴有孤独、焦虑、抑郁等异常情绪以及认知功能下降，最终导致定向力障碍。通俗地讲，就是老年人会不清楚"我在哪？哪里来的声音？有人和我说话吗？……"这不禁让人担忧——听力不好，还会让脑子不清楚？是的，老年人慢性退行性听力下降，会导致听觉中枢活动性降低，最终使得大脑额叶出现废用性萎缩，导致认知功能的下降，焦虑、抑郁等不良情绪逐渐累加，执行力逐步退化，生活能力严重减退。

二、怎样及早发现老年聋呢

（一）从生活中了解观察

1. 老年人在生活中可以多做自我观察，如有意识地对比自己看电视时的音量、手机听筒的音量、门铃响时的识别度等。老年人的日常生活相对简单，其交流主要集中在与家庭成员、亲朋好友的日常言语沟通、生活聚会等方面，因此，也建议家庭成员及看护人员加强对老年人听力状态的日常观察。如老年人在交流时是否需要反复询问言语的内容；是否需要借助观察唇语协助理解言语的内容；是否经常出现答非所问，答话跑题的情况；是否在背对说话者时反应减慢甚至毫无反应。

2. 如果发现有耳背、耳聋的情况，需要注意的是一侧耳朵，还是两侧耳朵听力都下降，听力下降有没有什么诱发因素，什么时间开始的，严不严重，有没有什么加重或缓解因素？

一般情况下，老年聋是双侧同时受累。往往没有明确诱因，随着年龄的增长越来越明显。发现过程也常常是不经意间的，可能偶然发现接听手机时听不清声音，或是与家人沟通不流畅之后，受到关注而引起重视。老年人通常靠不断调整接收的声音响度，以及其他感知方式，如视觉、肢体语言等帮助理解声音信息，给人的感觉是还能听清，还不聋，但实际上听力损失已客观存在。

3. 观察老年人对生活提示音的接收度。一些生活提示音，如燃气灶上水煮沸的声音、高压锅足压提示音、商户叫卖声、汽车鸣笛声、小区广播等，如果老年人对这些声音的接收困难，不仅对生活造成许多不便，有时还会引起安全隐患，威胁老年人的健康安全。

4. 了解是否伴有其他症状，如耳鸣、耳痛、耳溢液、眩晕等。老年聋不仅表现为听力下降，常伴随着耳鸣、眩晕等其他症状。对于伴随症状的关注也是十分重要的，它们能够提示是否合并其他疾病，而且这些症状对老年人生活质量的影响也是不容小觑的，及时发现并治疗耳鸣、耳痛、耳溢液、眩晕等，对于老年人的症状改善和生活质量的提升都非常重要。

5. 了解老年人既往病史，包括头部或耳部外伤史、噪声暴露史、耳毒性药物使用史、慢性病史（如高血压、糖尿病、高脂血症等）。老年聋虽然主要是年龄相关的退行性变，但也常合并有其他因素，如耳部疾病、噪声相关性耳聋、药物性耳聋、外伤性听力损失等。因此，对于伴随症状的关注和辨析，也有利于查找老年聋的原因，以及更全面地评估老年人的耳部状态，从而对改善听力、治疗疾病提供更加全面科学的有效干预。

6. 了解老年人吸烟、饮酒的情况，是否有耳聋的家族史等。

（二）通过听力筛查评估发现

1．问卷筛查法

这是一种相对专业的评估方法，但是比较主观。可以选用老年听力障碍筛查量表简化版（HHD-S），请老年人在5分钟内回答听力相关问题，根据得分加以判断。主要包括以下几个问题。

（1）在家和家人一对一聊天时，是否会经常错误地理解对话内容？

（2）和他人远距离沟通或轻声说话时，您会听不清对话内容吗？

（3）与家人朋友聚会谈话时，是否会经常打岔或错误理解对话内容？

（4）您认为自己的听力是否影响到日常生活（如无法顺利接听电话、因经常打岔而刻意回避社交场所等）？

（5）请问您与他人交流时是否需要精神高度集中？

（6）在日常较嘈杂环境中（如超市、菜市场、马路等），是否感到交流存在困难？

2．简易设备筛查法

用通讯工具和数字测听程序，可以进行远程听力筛查。目前已实现基于固定电话、网络软件或手机App的远程听力筛查，但需要注意的是，这些筛查结果可能与真实听力之间存在一定差异。

3．听力计筛查法

这项检查通常由经过听力学培训的专业人员在隔声室或安静环境下，使用纯音听力计进行纯音气导测听，并根据情况，同时进行骨导测听。根据各频率的听力阈值，评估听力下降的类型和程度，是传导性、感音神经性还是混合性；是轻度、中度、重度还是极重度。这种筛查方法专业性强、灵敏度高。能通过听力下降的类型程度，初步诊断耳部疾病的部位和程度。

三、发现听力下降，应及时到医院耳鼻喉科就诊

（一）推荐的检查

1．耳科专科检查

主要是外耳（耳郭、外耳道）、中耳（鼓膜、鼓室）的检查。

2．听力学基本检查

包括纯音测听、声导抗测试、言语测听。伴有认知功能障碍的患者，其测听结果可能不准确，建议增加电生理测试。

（二）其他临床检查

1. 位听功能检查。

2．认知功能评估。

3．电生理检查。

4．结构性影像学检查。

5．功能性脑成像技术。

（三）老年听力损失程度的评估

世界卫生组织将听力损失分为四级，见表5-1。值得注意的是，由于老年听力损失以高频听力下降为主，因此言语识别能力的评估相对于纯音听阈的评估更为重要。

表5-1　世界卫生组织（1997年）听力损失程度分级标准

听力损失程度	平均听阈（dBHL）	日常表现
正常	≤25	能听到耳语声
轻度	26～40	能够在1米远的地方听到并复述正常言语声
中度	41～60	能够在1米远的地方听到并复述提高音量后的言语声
重度	61～80	对着相对好耳喊话时，能够听到一些单词
极重度或全聋	≥81	即使是喊话也听不到、听不懂

注：平均听阈是指500、1000、2000、4000Hz四个频率气导听阈的平均值。

四、哪些人容易出现老年聋呢

所有人随着年龄的增长都会出现老年聋吗？并非如此，有些人更容易出现老年聋或聋得更早。研究发现高龄，患高血压、糖尿病的人更容易出现老年聋。

此外，耳聋家族病史也与老年聋的发病年龄相关，有耳聋家族史的老年人往往会比没有耳聋家族史的老年人更早出现耳聋。

另有研究显示，耳毒性药物的应用可造成内耳结构的损害，对于代谢减慢的老年人群更是如此。由于老年人耳毒性药物清除缓慢，60岁以上老年人由于应用耳毒性药物而发生耳聋的风险是青壮年的2.5倍以上。

户外劳动者和室内劳动者相比，前者听力衰老要早。研究显示，噪声是造成老年患者言语识别障碍的重要原因，从事噪声暴露工作性质的老年人老年聋患病率高出无噪声暴露工作性质的老年人13.6%。

需要引起重视的是，多项研究证明，吸烟是导致听力损失的独立危险因素，吸烟的人更容易老年聋。

综上所述，老年聋与年龄、噪声暴露、高血压、高血糖、吸烟等因素密切相关。预防就要从这些危险因素入手。

第三节　保护听力早行动

一、提倡健康生活方式

建议老年人优化生活方式。做到合理膳食、适度运动、远离噪声，加强对全身慢性疾病的管理。随着年龄的增长，老年人患慢性疾病的概率增加，对高血压、糖尿病、高脂血症等加速听力损失的风险因素要予以足够重视并及时干预。

（一）合理膳食

根据《中国老年人膳食指南》，推荐老年人的膳食要预防营养缺乏，主动足量饮水；积极户外活动，延缓肌肉衰减；维持适宜体重，摄入充足食物；鼓励陪伴进餐。具体做法如下。

1. 粗细搭配，进食细软

如大米与糙米、杂粮（小米、玉米和燕麦等）及杂豆（红小豆、绿豆和芸豆等）搭配食用。

2．适量饮水，促进代谢

老年人应主动喝水，定时喝水，不要渴了才喝。老年人每天的饮水量不宜低于1200毫升，以1500～1700毫升为宜。

3．保证充足营养

食物品种要丰富，合理搭配，努力做到餐餐有蔬菜。特别注意多选深色叶菜（如油菜、青菜、菠菜、紫甘蓝等）。尽可能选择不同种类的水果。每种吃得量少些，但种类多一些；不能用蔬菜替代水果；要摄入足够量的动物性食物和大豆类食品。动物性食物包括畜肉（如猪肉、羊肉、牛肉等）、禽肉（如鸡、鸭等）、鱼虾类以及蛋类食物，要尽可能换着吃。

4．迈开腿，户外走

建议每天走30～60分钟，5000～8000步。

5．保持适宜的体重

建议根据自己的BMI来衡量。BMI的计算方法是体重（千克）除以身高（米）的2次方。从降低营养不良风险和死亡风险的角度考虑，老年人的BMI最好不低于$20.0kg/m^2$，最高不超过$26.9kg/m^2$。老年人应经常监测体重变化，使体重保持在适宜稳定水平。如果没有主动采取减肥措施，体重在30天内降低5%以上，或6个月内降低10%以上，则应该引起高度注意，应到医院进行必要的检查。

（二）防控噪声

建议遵循"主动远离，积极防护"的原则。

对于非职业性噪声暴露，如汽车、火车等交通工具的噪声，电视机、音响等家用电器的声音，音乐会、体育比赛场馆的声音，长时间手机打电话，以及戴耳机听高分贝音乐等，建议不仅是老年人，所有人都要适当躲避，及时防护。

对于职业噪声暴露，建议积极加强个人防护措施，提高工作效率，减少接触时间；加强耳部隔音，如戴耳塞、耳套、耳帽等。

二、避免使用耳毒性药物

老年人的肝肾代谢较年轻人慢，老年人群的药物不良反应发生率明显高于年轻人群。老年人常存在多种疾病，需要同时服用多种药物，此时药物之间的相互作用风险增加。故建议老年人服药前需咨询医生，尽量规避氨基糖苷类、顺铂类、某些利尿剂等耳毒性药物。

三、老年性听力损失的干预与治疗

对于老年聋的治疗和干预与其病因密切相关。首先强调对原发疾病的治疗，同时按照听力损失程度选择适宜的干预方法，通常两步走：首先以药物干预和行为训练为主；当治疗效果不理想时，酌情验配助听器或植入人工耳蜗辅助声音放大。

1. 药物治疗

如老年聋合并内耳疾病，如突发性聋、梅尼埃病等，应进行针对性治疗；对伴有耳鸣的患者可使用改善循环的药物来减轻症状（如银杏叶提取物等）。对伴有眩晕的患者要在对症控制症状的同时（如盐酸异丙嗪肌内注射、盐酸倍他司汀静注等），积极查找原因，明确是耳源性，还是神经源性眩晕，有的放矢地进行治疗。对于伴有认知功能障碍的患者，建议尽早使用改善认知功能的药物。

2. 助听器

助听器是帮助老年人获得听力提高、听觉改善的有效手段，但需要在充分医学评估和听力学评估的前提下，遵循个体化差异的原则，为每一位使用助听器的老年人，验配适合自己的助听器。验配助听器就像验配眼镜一样，要根据眼睛的度数（各频率听力的听觉阈），选择喜欢的框架（挂耳式、耳塞式、耳道式助听器等），来进行个体化验配，以获得满意的验配效果。

3．人工耳蜗

人工耳蜗植入是目前解决重度或极重度感音神经性听力损失最为直接有效的康复手段，对改善老年人言语识别率和交流能力有良好效果。目前我国老年听力损失人群接受人工耳蜗植入的比例偏低，可能与认知观念、经济收入、保险政策以及担心手术风险等因素有关。

所有的老年人都可以选择人工耳蜗植入吗？事实上，人工耳蜗植入是有严格的手术适应证的。适应证包括如下内容。

（1）双耳重度或极重度感音神经性聋，依靠助听器不能进行正常听觉言语交流。

（2）能耐受全身麻醉手术。

（3）具备良好的心理素质，本人及家庭对手术效果有合理的期望值。

（4）能够坚持听觉康复训练并有良好的家庭支持。

（5）通过术前中枢功能和认知功能评估。

临床上应结合老年患者自身的预期寿命和听力下降趋势综合考量，当符合人工耳蜗植入手术适应证时，应尽早植入人工耳蜗，提高生活质量。

（马晓博　潘晓丹）

第四节　配戴助听器的学问

一、助听器是该早配，还是再等等

一位孝顺的女儿带着听力下降已经20多年的父亲来配助听器，老人由于耳背，平常只能靠写来交流，本以为配了助听器就好了，结果配戴后还是听不清楚，最后父女俩失望而去。这是怎么回事呢？

很多人在听力刚下降时往往不重视，拖了十年八年，实在听不清了，才想到去配助听器，结果钱没少花，听觉效果却不好。这是因为长期听力下降，大脑接受到的声音信息越来越少，久而久之，大脑负责听觉的部分就处于休眠状态，对言语声音的识别能力也越来越差。就好比我们的肢体，如果长时间卧床不动，肌肉就会萎缩，这就是医学上指的用进废退，所以不要拖到大脑对言语识别能力很差了，才配助听器，到时候再好的助听器，效果也不好。一旦出现听力障碍并已确诊为永久性听损就应及早选配助听器。

二、助听器为何不能随便买一个

眼睛近视需要戴眼镜时，大家都知道去眼镜店验配，基本上没有人会在市场上随意购买；然而听力下降需要助听器时，有很多人却不知道去专卖店验配，以为助听器属于普通的电子产品，在市场上随意买一个就行。事实上助听器属于国家食品药品监督管理的Ⅱ类医疗器械，市场上随意买一个是不行的，同样需要科学验配。

助听器按照功率分为小功率、中功率、大功率、特大功率、超大功率。比如，您的听力损失是90分贝，假如选择了一款小功率助听器，即使把助听器音量调到最大也不够用；那如果选一款超大功率的，把声音调小，是不是就可以了呢？也不行，因为功率选大了，再调小也"震耳"，另外，功率越大的助听器本底噪声越大，频响范围越窄，配戴起来就越不舒服。

因此，选择助听器大有学问，一定要根据听力检查报告及病史等选择适合功率的助听器。如果不验配就购买，很可能出现"别人小声说话还是听不清，大声说话却刺耳不舒服"，长期配戴这种不合适的助听器，有可能导致患者听力进一步下降。

三、如何科学地选择助听器

1. 大家在选择助听器时常存在以下误区。

（1）价格越便宜越好。

（2）价格越贵越好。

（3）功率越大越好。

（4）外观越小越好。

（5）盲目跟风（品牌等）。

2. 如何走出这些误区，科学地选择助听器呢？主要做好以下六方面的选择。

（1）验配中心的选择：助听器验配中心很多，但有的只有一家店，有的则是全国连锁店，连锁店又分直营店和加盟店。由于验配助听器专业性强，售后服务很重要，所以最好选择一家正规的、经营多个助听器品牌的直营连锁店。

（2）品牌的选择：助听器一线品牌有峰力、奥迪康、瑞声达、斯达克、唯听、西嘉。这六大品牌质量不相上下，只是音质、音色和技术各有千秋。需要根据听障者的个体听觉感受选择适合的品牌。

（3）外观的选择：助听器的外观分为传统耳背式、定制式和外置受话器式。各有优缺点。

1）传统耳背式的优点：功率大、易操作；缺点：不美观、不太方便。

2）定制式的优点：美观、方便；缺点：舒服度稍逊、有堵耳感。

3）外置受话器式是新型的，结合了传统耳背式和定制式的优点设计而成：小巧美观、配戴舒适、无堵耳感。要根据听损程度、听损曲线、年龄、个人喜好，选择适合的外观，切忌不要只为了美观而忽略了舒适。

（4）功率的选择：功率不宜选得太大，也不宜选得太小。太小补偿不够，太大本底噪声大、频响范围窄，聆听的舒适度和聆听的效果大打折扣。要根据听损程度、听损性质、听损原因、舒适阈、不舒适阈、配戴经验、是否波动，选择适合的功率。

（5）档次的选择：档次分为经济型、中档、高档、顶级，档次越高调试越精细、降噪越好、适应的环境越多。假如只想解决安静环境下的简单交流可以选择经济型；而要解决开会、聚餐、户外、看电视、打电话、听音乐等复杂环境下的聆听，档次就要选择高一些的。有的人怕花钱，选择最便宜的，但效果不满意；有的人不怕花钱，选择最贵的，但好多性能又用不上。所以要根据生活环境、聆听需求，选择适合自己的档次。

（6）验配师的选择：验配师的选择也至关重要，助听器行业流行两句话：助听器的效果一半来自助听器，一半来自验配师调试；助听器，厂家决定价格，验配师决定价值。这两句话充分诠释了验配师技术的重要性。要选择一位负责任、技术好的验配师。一般负责任的验配师会根据老年人的听损状况、生活环境、聆听习惯、聆听需求、个人喜好选择适合的助听器，而不是一味地推销；技术好的验配师会结合经验，帮助老年人将助听效果调到最佳状态。

四、配戴助听器后如何适应与康复

大部分听障患者第一次配戴助听器，感觉很新鲜，一整天都戴着，并且急于去嘈杂人多的环境下看看效果。结果出现很嘈杂、听不清的状态。于是第二天、第三天……配戴时间逐步减少，甚至将助听器丢进了抽屉。这是由于不了解配戴助听器后该如何适应与康复导致的。

1. 配戴助听器后为什么需要适应与康复呢？

因为很多人都是在听力下降5年左右甚至10年以上，听力损失达到中度以上，才想到配戴助听器。在这么长的时间里，生活中"小声听不到，中声听不全"，已经习惯了"安静"。戴上助听器后所有的声音都涌入大脑，就像刘姥姥第一次进大观园，眼花缭乱，无法辨清，所以就需要科学地配戴适应。

一般配戴助听器的适应期为1～3个月，其中第一个月是最关键最重要的磨合期。

首先，配戴时间要先少后多：第一天先戴两个小时，以后每一天比前一天增加1小时，即第七天要戴够8小时，之后除了睡觉外，可以全天配戴。

其次，环境先静后嘈：第一个星期在安静环境，像家里配戴；第二个星期可以去相对嘈杂的环境，像小区或院子里；第三个星期可以去比较嘈杂的环境，像公园等；第四个星期可以去更嘈杂的环境，像菜市场、商场、超市等。

当然适应过程也因人而异，只要遵循时间先少后多、环境先静后嘈、交流先简后繁，循序渐进地去适应，就会平稳度过磨合期。磨合期结束会进入喜出望外的"蜜月期"，最后进入不离不弃的"相守期"。

2．配戴助听器后怎样进行康复训练

配戴助听器后康复训练也很重要。一般言语识别能力较好的老年人，对配戴助听器的效果比较满意，但言语识别能力差的老年人，助听器常常不能使他（她）们满意。

如果言语识别能力差，戴上助听器在安静环境下还是听不清楚，切记不要灰心丧气，通过康复训练是可以慢慢提高的。戴上助听器后每天多听、多练，像学一门语言一样。可以采用以下方法：每天抽空让家人读一些文章，在聆听过程中将没有听清楚的字词圈起来后单独训练，直到听清为止，或者可以多听手机里播放的小说、评书等。这个方法说起来简单易行，但能坚持做到的却少之又少，因为大部分听障患者戴上助听器就想马上能听得清清楚楚，然而言语识别能力的下降是从听力下降时就开始了，"冰冻三尺，非一日之寒"，言语识别能力是一点一点下降的，提高起来也需要一点一点地恢复，所以想要在日常生活中听清楚就需要坚持练习！树立信心，把丢失遗忘的言语识别能力重新找回来。

五、听力差不多，为何助听效果却不同

好多听障患者提出这样的疑问：我俩的听力差不多，为何助听效果却不同？

这是因为从表面看听力差不多，但导致听力损失的原因却大不相同，如有的是听神经的问题，有的则是耳朵的问题，从而导致配戴助听器后的效果也截然不同。"世界上没有完全一样的两片树叶"，同样也没有完全一样的听力。假如配戴助听器的效果不太好，最好的办法是找医生或验配师查明原因，并让验配师对症精准调试，从而使助听效果发挥到极致。戴上助听器就和自己未配戴时做比较，不和别人比，只要自己每天进步一点点，生活就会越来越美好。

（耿夺茂）

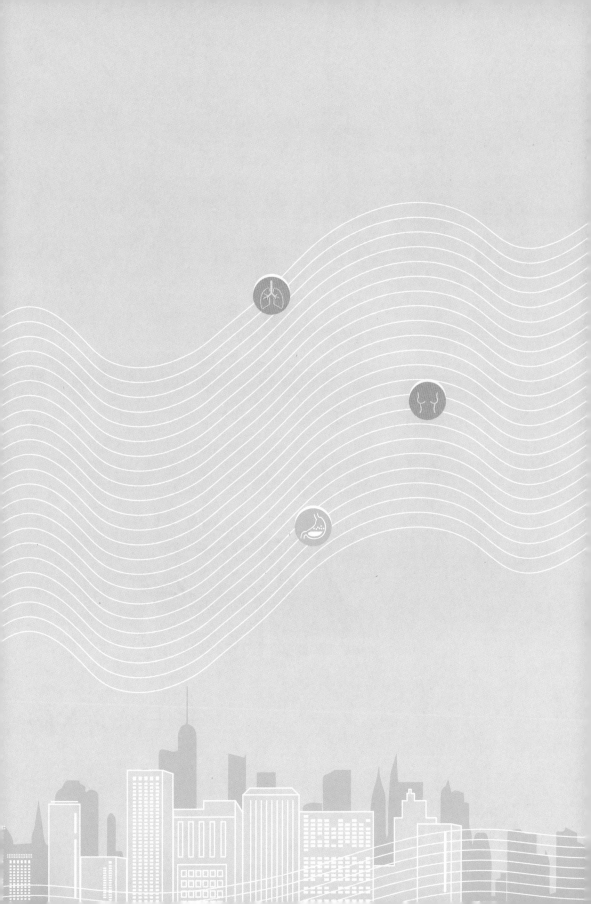

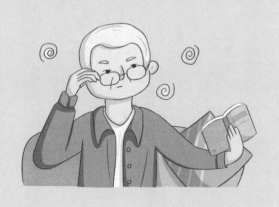

06 第六章

老年视力下降

　　李老师退休后最大的爱好就是写毛笔字，但这段时间，他感觉视力明显下降，眼前老有黑影，俗话说"老眼昏花"，李老师觉得可能是老花眼的问题，但他的女儿知道后不放心，硬是拉着他去医院检查。医生告诉李老师，他这是老年性黄斑变性，如果诊治不及时，还会有失明的危险。

　　我国老年人口规模庞大，且老龄化速度快，随着人均寿命的延长，老年人的视力问题应该得到更多的重视。老年人的视力损害对老年人的生活质量影响很大，视力残疾的老年人会"懒于"参加社会活动，孤独的生活可导致抑郁症等，影响心理健康，而且对个人、家庭、社会都造成较重的经济负担。可以说眼健康是老年人拥有幸福晚年的重要条件。

第一节　老年人的视力问题

　　随着年龄增加，老年人的眼部会发生一些变化，导致视力障碍。这些变化主要包括眼部结构与生理、视功能的变化。

一、眼部结构与生理的变化

1. 泪液减少。
2. 角膜透明度下降，出现"老年环"。
3. 晶状体混浊形成白内障。
4. 晶状体弹性下降出现老视（老花眼）。
5. 玻璃体液化感觉眼前有黑影漂浮。
6. 视网膜薄变，视功能下降。

二、老年人视功能的变化

1. 视力下降：63%的老年人视力有不同程度的下降。60 ～ 64岁年龄组视力减退者占57.8%，65 ～ 69岁为89.3%。

2. 对色觉的辨别能力下降。

3. 明、暗适应能力下降：无论从明亮的室外到光线暗淡的室内或从室内到室外，大多数老年人对明及暗适应的能力下降，适应速度也逐渐变慢。

4. 周边视野轻度缩小。

5. 对比敏感度下降与眩光：由于角膜或晶状体的轻度混浊，老年人对于对比度不强烈的物体（如在白色碗里的大米饭）分辨能力下降，视力减退，同时看物体有"晃眼"的眩光感觉。

6. 调节力下降：眼通过调节才能聚焦看清不同距离的物体，这要依靠晶体的弹性及睫状肌的收缩能力。人到40岁或45岁以后由于晶体弹性逐渐降低，晶体形状改变能力的下降，调节能力随之下降而形成老视，导致近距离阅读或做近处工作的困难。

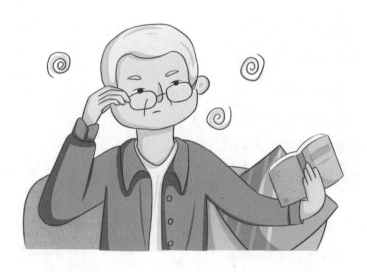

三、视力问题对老年人的生活质量的影响

达·芬奇说过："眼睛是心灵的窗户，通过眼睛人们得以拥抱和欣赏世界的无限美妙。"人们80%～90%的信息都是通过眼睛获取的。世界卫生组织调查显示，如将未矫正的近视、远视、散光计算在内，常见致盲性眼病位居肿瘤、心血管病之后，成为位列第3位的严重危害人类生存质量的疾病。

视力下降会导致老年人社会活动减少、运动减少、身体机能下降等，增加患抑郁、痴呆、高血压、糖尿病等慢性病的风险，而这些慢性病反过来也会增加患视力障碍的风险。因此，老年人的眼健康与其全身健康息息相关。

老年视力损害患者常伴有抑郁、关节痛、高血压、听力障碍、腰痛、心脏问题、糖尿病、呼吸系统疾病及中风等。这些疾病彼此互相影响，使老年人的生活质量进一步下降。

视力损害还是老年人跌倒的重要危险因素。中国康复医学会的研究报告指出，65岁以上的老年人跌倒年发生率为30%～40%，其中有50%的老年人会反复跌倒。跌倒是老年人意外事故死亡的主要原因。眼部疾病中的白内障、青光眼、黄斑变性也会导致反应迟钝，增加跌倒的风险。随着人均寿命的延长，我们需要更加关注与重视老年人的眼健康。

第二节　老年常见眼病的防治

年龄可以说是与眼部疾病最相关的因素。随着年龄的增加，视力残疾的患病率逐渐增加。2006年全国第二次残疾人抽样调查结果显示：全国视

力残疾率为1.287%，患者为1692万人，其中≥60岁的老年人视力残疾率为0.740%，约为973万人。60岁及以上老年人患病率较高，视力残疾率远远超过其他年龄组。

60岁以上的老年人中，引起视力残疾的第1位原因是白内障，占视力残疾人群总数的68.40%。视网膜和葡萄膜疾病位居第2位，以下依次为角膜病、青光眼等。视觉损伤的总体患病率女性高于男性。70岁以上人群中，因白内障所致中、重度视觉障碍和失明的女性人数约是男性的2倍。

一、干眼病

1. 什么是干眼病？

眼睛的泪液在角膜上均匀地分布，形成一层液体的薄膜叫泪膜。泪膜的主要作用是保持眼球的湿润。随着年龄的增长，泪液分泌减少，泪膜稳定性差，因而出现干眼。老年人，尤其是更年期后的老年女性，更容易出现干眼症状，如眼部干涩、异物感、烧灼感、畏光、眼疲劳等眼部不适。干眼病虽然一般不会致盲，但却明显降低生活质量。据调研分析，我国人民具有干眼病症状的比率为31.40%。

除了年龄，屈光不正（近视、远视、散光）以及老花眼、屈光参差（双眼的屈光度数相差超过100度）没有得到良好的矫正，长时间使用手机等电子产品、大气污染、空气干燥也都是导致干眼的因素。

2. 干眼病的治疗

主要包括两个方面，消除病因和缓解症状。因此，除了配戴眼镜，正确地矫正屈光不正外，人工泪液是治疗干眼病的主要药物。人工泪液有水剂和凝胶两种，症状轻重不同，使用的人工泪液也不相同。对于严重患者，应使用不含防腐剂的人工泪液。人工泪液是泪液的替代品，一旦停用，症状往往又会复发。

严重的干眼病，除了药物，还可以考虑泪小点栓塞术，泪小点栓塞术能减轻症状并可以减少人工泪液的用量，并改善患者的症状。对于严重的眼干，还应询问是否伴有口干、关节痛等症状，并建议到内科检查，以寻找病因，排除干燥综合征。

二、白内障

1. 什么是白内障？

白内障是我国导致视力残疾第一位的眼病。主要症状是无痛性、渐进性视力下降。某些患者还可能出现暂时性近视度数加深，或老花眼在阅读书报时反而不用戴花镜，偶尔还可能有单眼、双影，甚至多影的现象。

老年性白内障是一个缓慢的发展过程，可定期到医院检查。如果患者突然感觉视力明显下降，建议去眼科就诊，不要误认为是白内障所致，应考虑可能是眼底病变或视神经病变等其他眼病。

在老年性白内障发展过程中，有一段过程医学上称为膨胀期，在此时期，个别患者会出现眼压高而引起青光眼，患者可感到眼红、眼痛、视力急剧下降，伴头痛、恶心、呕吐等全身症状，应及时到医院就诊。

老年性白内障的原因是由于年龄增加，晶状体老化、代谢衰退，导致晶状体的混浊。到目前为止，尚无确切的办法能预防白内障的发生，但一些因素能够加速白内障的发展，如紫外线照射、吸烟、饮酒、类固醇等药物的使用及糖尿病等疾病。因此，在日常生活中应减少紫外线照射，控制吸烟和饮酒、避免长期应用激素类药物、控制好血糖等，尽量避免这些因素的影响，以延缓白内障的进展。

2. 白内障的治疗

在白内障初发期，使用眼药水可能会减缓它的发展，但手术是根治白内障最有效的方法。以前由于医疗技术水平的限制，白内障必须要等到完全

"成熟"，患眼看不见时才能手术，患者需要长期忍受看不清的痛苦。如今，随着显微镜在手术中的应用，以及先进的设备及成熟的手术技巧，白内障手术的安全性显著提高，只要白内障发展到严重影响人们工作及日常生活质量时，就可以考虑手术，而不必等它"长熟了"。

白内障手术目的是提高视力。能否手术、何时手术则由医生根据患眼视力、眼部情况、全身情况、患者的需求综合决定。目前超声乳化吸出联合人工晶状体植入手术是最常用的手术方法。白内障手术摘除了混浊的晶状体，将人工晶状体植入眼内，替代原来的晶状体，术后就又能看清周围的景物了。

白内障手术前的准备非常重要。除了要完成一系列眼部和全身检查，还要做好身心的调整。白内障是复明手术，多数效果很好，但由于人与人之间的个体差异，也有出现一些并发症的可能，要充分了解术前及术后的并发症，了解可能出现的异常情况，配合医生治疗。在术前，患者还要注意休息，调整饮食，戒烟，戒酒，有慢性病的患者要在内科医生的指导下，将血压、血糖、心脑血管指标等调整到良好状况。一部分白内障患者手术后数月或数年后可能出现后发性白内障，可以在门诊做YAG激光治疗。

三、糖尿病性视网膜病变

1. 什么是糖尿病性视网膜病变？

糖尿病是一个复杂的代谢性疾病，会引起多种眼部疾病，如角膜溃疡、青光眼、白内障、玻璃体积血、眼底出血、眼肌神经的麻痹等，最常见而且对视力影响最大的是糖尿病性视网膜病变。

糖尿病性视网膜病变是糖尿病导致的眼底（视网膜）微血管损害所引起的病变，糖尿病病程在5～10年以上发生眼底病变的占50%以上，特别是在血糖控制欠佳、高血压、高脂血的情况下。随着病程的延长，糖尿病性视网膜病变已成为导致中老年人视力残疾的常见原因之一。

2．糖尿病性视网膜病变的治疗

糖尿病性视网膜病变分为早期（非增殖期）和晚期（增殖期）。早期糖尿病性视网膜病变最常用的治疗方法为激光治疗。激光治疗可以在门诊进行，效果可靠，但为了减少激光治疗的反应，一般分次进行，通常4次，每次间隔1～2周。晚期糖尿病性视网膜病变引起的严重并发症，如黄斑水肿，可以通过给玻璃体注药（抗新生血管药物）治疗，玻璃体出血、牵拉性视网膜脱离可以采用手术治疗。

糖尿病患病时间长和血糖控制差是发生糖尿病性视网膜病变的主要原因。糖尿病性视网膜病变一旦发展到了晚期，无论是激光、手术，还是药物治疗，都无法挽回已经丧失的视力。因此，定期检查，及时发现病变，把握治疗时机十分重要。

世界卫生组织和中华医学会眼科学分会建议糖尿病患者应每半年至一年检查一次眼底，及早发现视网膜病变，及时治疗，可以避免"就诊晚、病情重"的局面，尽可能地延缓并发症的发生发展，最大限度地保护视力，有效降低致盲率。

糖尿病性视网膜病变的筛查方法是眼底照相。"眼底一张照，眼病早知道"。眼底（视网膜）的血管是人体唯一可以直接看到的血管。80%的患者可以通过眼底照片做出筛查和诊断，同时视网膜血管的变化从某种程度上还能预测心血管事件的发生。

预防糖尿病性视网膜病变，首要是治疗糖尿病，将血糖控制在理想水平，这是根本；一定要遵守五条原则：饮食的控制；适当的运动；按时按量服药；增加爱眼、护眼的知识；提高自我保护意识，加强自我监测。

四、青光眼

1．什么是青光眼？

眼球是有一定压力的，当眼内压力超过眼球所能耐受的最高水平时，造成视神经损害、视野缺损及视力下降等一系列功能损伤，这就是青光眼。

正常人眼压在11～21mmHg范围内，由于每个人对眼压的耐受力不同，有些人眼压虽然高，但却不发生视神经及视野的损害，这种称为高眼压症，不能称为青光眼；另一些人虽有青光眼性视神经损害和视野缺损，但眼压却在正常值范围内，称为正常眼压性青光眼。因此，高眼压并不一定都是青光眼，而眼压正常也不能排除青光眼。

青光眼在不可逆致盲眼病中占第一位。分为闭角型和开角型。急性闭角型青光眼常突然发病，发病年龄50～70岁居多，女性较男性多2～4倍，为双眼疾患，但常为一眼先发病，感觉眼球胀痛，视力急剧下降及同侧偏头痛，甚至有恶心、呕吐、体温增高和脉搏加速等症状，如不救治，短期内可致失明。

特别要注意的是，早期开角型青光眼或者闭角型青光眼的慢性期，一般症状不明显，等患者到医院就医时往往已经到了晚期，错过了最佳的治疗时间。因此，如果有青光眼家族病史，出现眼胀痛、头痛、虹视（看灯有彩虹感觉）等症状时，应立即到有条件的医院做眼科相关检查。有些患者症状及体征均不明显，早期不容易查出来，也不容易明确诊断。最好在第一次检查后3个月或半年后再重新做一次检查，并与第一次进行对比，防止漏诊，贻误最佳治疗时机。

2．青光眼的治疗

主要包括药物和手术治疗。药物的应用对控制眼压是安全的。手术也是治疗青光眼的方法，包括激光手术和显微手术。

青光眼手术和白内障手术不同，白内障手术是复明手术，术后立竿见影，视力马上提高，而青光眼手术的目的是控制眼压，维持现有的视功能不再继续损害，而不是提高视力。

原发性闭角型青光眼常为双眼疾患，常为一眼先发病，双眼发病相隔时间长短不定。凡一眼曾有急性发作，另一眼迟早都有发作的可能。据报道有53% ～ 68% 会发生急性发作，因此当一眼急性发作时，另一只眼也应治疗。对未曾发作的眼，千万不可掉以轻心。

当患者得知自己患青光眼后，有的认为自己没有症状，不用用药；有的仅在疼痛时用药，缓解后便自行停药；还有的焦虑、害怕，不知所措，这些做法都是不对的，对治疗都不利。青光眼患者既不能忽视自己的病情，也不必过度紧张。

青光眼患者的正确做法

1. 尽可能多地了解青光眼的知识。

2. 尽量避免青光眼诱发因素，如情绪激动，熬夜，黑暗中看电视、手机，短期大量饮水等。

3. 积极与医生配合，严格规律用药，未经医生允许，不能擅自改动治疗方案。

4. 定期去医院复查。

5. 当出现虹视、眼痛、视力下降等症状时，立即到医院检查。

这里要再强调一下，有些患者通过药物及手术治疗后，眼睛不再胀痛，认为青光眼已经治疗好了，便不再用药，也不去医院复查，这是很危险的。因为很多青光眼患者发病隐匿，部分青光眼急性发作后一段时间转为慢性，对疼痛逐渐耐受而症状不明显。因此，不能根据眼睛是否胀痛来判断病情的好坏。

青光眼是终生疾病，只能阻制并延续病情的发展，而无法做到治愈。即使药物或手术治疗使眼压正常，也会由于很多因素导致眼压波动，若不经常复查或及时治疗，最终将对视功能造成不可逆的损害。

五、老年性黄斑变性

1. 什么是老年性黄斑变性？

老年性黄斑变性是一种随年龄增长而发病率上升，并导致视力明显下降的疾病。它是发生在眼底视网膜黄斑部的一种病变。临床上将此病分为干性和湿性两类。

老年性黄斑变性在发达国家是位列第一的致盲眼病。一般情况下，干性老年性黄斑变性常表现为视力缓慢进行性下降或视物变形。湿性老年性黄斑

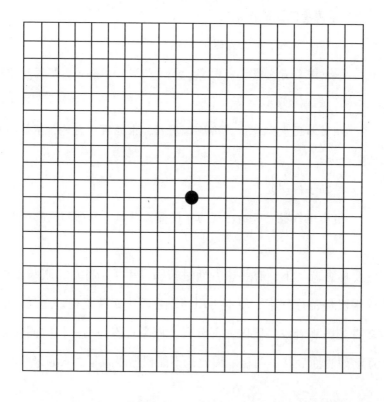

变性常为一只眼突然发生视力障碍或眼中央黑团，另一只眼正常或处于病变早期，但几年后也发生同样病变。

阿姆斯勒表是检查老年性黄斑变性一种简便的方法。患者可以盯着方格的中央黑点看，余光看直线是不是直的，有没有弯曲或凸起，有没有哪个方格发雾、发暗，或者方格缺失？如果有上面的情况就是黄斑有问题的表现，应尽快到医院去检查。

2．老年性黄斑变性的治疗

老年性黄斑变性至今尚无有效治疗或根本性的预防措施。改善微循环的药物，对干性黄斑变性有一定的疗效，对阻止湿性复发、防止另眼病情发展也有一定作用。湿性的黄斑出血水肿可以通过玻璃体注药（抗新生血管药物）治疗。口服维生素C、维生素E、叶黄素等药物对防止视细胞损害有一定作用，需在医生指导下使用。

六、视网膜血管病

视网膜（眼底）通过视神经与大脑相连接，产生视觉。视网膜容易受到自身或全身血管性疾病的影响。前者如视网膜血管（动脉、静脉）阻塞，后者如高血压性视网膜病变、糖尿病性视网膜病变。

视网膜血管阻塞与高血压、动脉粥样硬化、糖尿病、血液高黏度、心源性栓子等密切相关。

（一）视网膜中央动脉阻塞

视网膜中央动脉阻塞发病急骤，表现为突发性无痛性视力下降，患者常感觉无明显原因，一下子就看不见，绝大部分患者初诊视力在眼前只能看到手指或看到光亮之间。本病对视功能的损害极为严重，是眼科的急症。是否能挽救部分视力，取决于就诊及抢救是否及时，也取决于阻塞的程度、部位、原因。因此，就诊越早越好，发病2小时内急症处理，部分患者有改善的可能。当发现一眼突然视力急剧下降，应及时到医院就诊，尤其是晚上突然发病的患者，不要怕麻烦，如等到天明再就诊，将错过宝贵的急救时间。

视网膜中央动脉阻塞发病后1个月，部分患者会出现并发症，因此，需要定期复查。多数患者伴有心血管疾病，应到内科相关科室随诊。

（二）视网膜中央静脉阻塞与分支静脉阻塞

视网膜静脉阻塞仅次于糖尿病性视网膜病变，是位列第2的最常见的视网膜血管病。视网膜分支静脉阻塞比中央静脉阻塞常见。多为单眼发病，视力有不同程度的下降。

视网膜静脉阻塞应查找全身病因，治疗系统性疾病。眼科治疗的重点在于预防和治疗并发症。治疗方案包括玻璃体腔注射糖皮质激素或抗新生血管药物、光凝、玻璃体切割手术等。

第三节　保护视力早行动

中老年人应了解老年视力残疾的病因、常见眼病的筛查、治疗以及预防知识，重视出现的眼病早期症状，并通过早期发现、及时治疗、科学干预，更好地维护老年人的视力。

一、需要警惕的早期症状

老年人在日常生活中应留意以下症状，一旦发现应及时去医院眼科进行检查。

1. 缓慢或突然的视力减退，视物不清、视物变形、颜色发暗。

2. 近视程度加重、老花眼的暂时性缓解。

3. 看东西出现重影或复视。

4. 眼前有点、片状发黑的物体漂浮。

5. 视物有闪光感。

6. 上睑下垂、眼球运动障碍。

7. 眼胀、眼疼，视野缺损，眼睛能看到的范围较以前明显缩小。

二、定期眼科体检

（一）青光眼患者的体检与注意事项

很多青光眼，尤其是开角型青光眼患者没有明显症状，容易贻误病情而后悔终生，因此有以下情况者，应考虑定期到医院做青光眼相关检查，以便早期发现，及早治疗。

1. 有青光眼家族史者，每一位家庭成员都应认真检查一次，必要时要长期定期观察。

2. 出现青光眼常见的症状：眼胀痛、头痛、虹视（看灯有彩虹感觉）、视力下降。

3. 一只眼诊断为青光眼，另一只眼应高度警惕，定期检查。

4. 患有与青光眼有关的全身性疾病，如糖尿病、高血压、低血压等；患有能引起继发青光眼的疾病，如海绵窦血栓和甲状腺功能异常等。

5. 患有青光眼有关的眼部疾病，如高度近视、高度远视、视网膜中央静脉阻塞、眼外伤、白内障、炎症、眼部肿瘤等。

（二）糖尿病性视网膜病变患者的体检与注意事项

糖尿病患者容易患眼病，特别是有以下几种情况的患者应定期进行眼科检查，尤其应定期检查眼底。如果已有眼部并发症，要遵照医生建议，按时用药并做必要的检查，进行规范的治疗。

1. 血糖控制欠佳的患者。

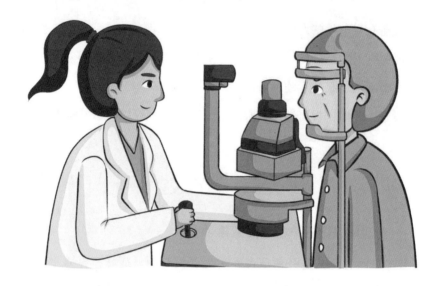

2．胰岛素依赖性糖尿病患者。

3．糖尿病患病时间长的患者。

4．合并高眼压、高脂血症的糖尿病患者。

（三）病理性近视患者的体检与注意事项

随着近视度数的增加，近视度数大于600度，眼轴不断被拉长，大于26毫米，导致眼底出现一系列病变，称为病理性近视。

视网膜脱离是病理性近视最常见而且可致盲的并发症。患者感到眼前有黑影飘动、视力下降、视物有遮挡。研究发现，高度近视还容易并发开角型青光眼，发病率比正常眼高6～8倍，因此，病理性近视者应特别注意以下几个方面。

1．生活中要注意避免剧烈活动、震动，以及外力碰击眼球，以免发生视网膜撕裂、脱离。

2．病理性近视者即使在成年之后，近视度数还可能以比较快的速度增加，因此老年人也应注意用眼习惯，避免过度用眼，让眼睛劳逸结合。

3．眼前突然出现黑影、闪光感，出现视物变形、视力下降，即使配戴了度数合适的眼镜，还是看不清楚等症状，一定要及时到医院就诊。

4. 病理性近视者应每3～6个月到医院做一次全面的眼科检查，并长期随访。

三、控制好血糖、血压、血脂等指标

高血压、高脂血症都对眼部有影响，除直接导致视网膜病变，还是发生视网膜血管阻塞、眼部缺血性视神经病变等眼部血管病变的重要危险因素，其中高血压视网膜病变是高血压最常见的并发症，也是引起视力下降甚至致盲的主要原因之一。

控制好血糖，合理的饮食及正确的药物治疗，使空腹和餐后血糖均接近正常水平，糖化血红蛋白控制在7%以下，这是预防糖尿病眼病的基本措施。糖化血红蛋白每3～6个月复查一次。血脂、尿蛋白、肝功能和肾功能至少一年复查一次。

四、养成健康的行为和生活方式

（一）戒烟、不酗酒

越来越多的证据表明，吸烟与眼病密切相关，尤其是老年性黄斑病变、白内障、糖尿病性视网膜病变及视神经病变。过量饮酒可明显增加白内障的发生风险，而且过量或劣质酒精对神经系统有一定的毒性作用。

（二）健康饮食，加强营养

合理的饮食，控制血糖。避免暴饮暴食引起眼压波动，此外，下列饮食对眼睛有益。

1. 多吃富含天然维生素C的新鲜蔬菜和水果，如芹菜、白菜、青菜、番茄、草莓、柑橘、鲜枣等。

2. 多吃富含胡萝卜素、叶黄素的蔬菜和水果，如胡萝卜、番茄，柑橘类水果等。

3. 适量补充含钙食物，如牛奶、豆类制品等。

4. 减少反式脂肪酸和糖的摄入，适量摄入 ω-3 不饱和脂肪酸，如橄榄油、深海鱼等。

（三）合理健康用眼

强紫外线照射会导致白内障发病率增高，蓝光对黄斑的损伤已得到公认。户外活动时应戴太阳镜、帽子等，避免光线对眼睛的伤害。

不要在暗室停留时间过长，在暗室工作时，要有柔和的背景光源。晚上看电视与电子产品，应该有背景光。

不要长时间使用电子产品，可以做眼保健操，按摩眼周穴位，力量由弱到强，感觉酸胀后，慢慢放松。

（四）调节情绪与心理

青光眼的一个诱发因素就是长期不良精神刺激，如生气，着急，抑郁等。这些精神刺激，很容易使眼压升高，引起青光眼，所以平时要保持平稳的心态及愉快的情绪。

五、谨慎用药

一定要遵从医嘱，详细阅读说明书，对于一些易引起眼压增高的药物，如硝酸甘油、阿托品及其衍生物要慎用。糖皮质激素长期应用时，也要注意对眼压的影响。

第四节　老年人配戴眼镜的学问

屈光不正（近视、远视、散光）以及老视（老花眼）患者需要配戴眼镜进行光学矫正，近视需要配戴凹透镜，散光配戴柱镜，远视和老视需要配戴凸透镜进行矫正。

一、近视镜的配戴

我们常听到矫正视力这个词，说的是戴眼镜后的视力，不戴眼镜时测得的视力称为裸眼视力。例如一位近视眼患者不戴眼镜视力为0.2，而配戴眼镜后视力达到1.0，那么他的裸眼视力为0.2，矫正视力为1.0。有人以为矫正的含意指戴眼镜后视力会得到恢复，例如上述近视眼通过戴眼镜后视力得到矫正，以后不用戴眼镜，视力便会从0.2矫正到1.0，这是一个错误的概念。

配戴眼镜一定要经过准确的验光。如果配戴的矫正眼镜不合适，如眼镜度数不合适、瞳距不合适等，也会引发眼睛不适，出现眼睛及眼眶周围疼痛、视物模糊、眼睛干涩、流泪等，严重者头痛、恶心、眩晕。

因此，建议到有资质的机构进行验光、配镜。在配镜过程中，眼镜的度数、散光的度数与方向、瞳孔之间的距离都是需要测量的，同时双眼平衡、立体视能力、是否有隐性斜视、调节能力等也需要考虑。

造成视力不良的原因很多，因此在验光前应进行系统的眼科检查，以排除其他眼病，以免延误诊治。

二、老花镜的配戴

老花眼，医学上称为老视，本质上是眼睛的调节功能下降。一般到 45 岁以后，就开始出现老花，这是每个人一生中必经的过程，只不过症状有轻有重。年龄是老花眼最相关的因素，年龄相近，老花的程度却不尽相同，除了个体身体素质差异，还与全身状况，用药情况等有关。患有贫血、心脏病、糖尿病、多发性硬化等疾病，或长期使用酒精、抗焦虑药、抗抑郁药、抗组胺药等药物都可能使老花眼发生的时间提前。

老花眼的程度一般可用看近物时，需要附加的凸透镜度数来表示。随着年龄增加，老花眼的度数逐渐增加，通常老花镜为＋200～＋350度。

出现什么症状时，提示该配老花镜了

1. 平时习惯的距离看小字，有重影或看不清。

2. 近距离阅读时不自觉地将头后仰或者把阅读物拿到更远的地方。

3. 近距离阅读需要更亮的照明。

4. 看近不能持久，时间长了会眼胀、眼酸，甚至头痛烦躁。

虽然老花眼已有了新的治疗方法，如激光手术，多焦点人工晶体植入术等，但是目前最安全有效、操作简单，也非常经济的方法是配戴老花镜。建议一定要到正规医疗机构进行验配。

老花镜片的验配是在原有屈光状态基础上进行的，首先要确定之前是近视、远视还是正视，然后确定老花程度，最终配戴的镜片是在原来镜片上附加老花度数，并且根据老花者的屈光状态、用眼习惯、戴镜舒适度等综合考虑。

之前有近视的老花眼，看远戴近视镜，看近摘掉眼镜即可。

之前为正视眼（视力正常，屈光正常）的老花眼，可以验配看远、看近两副眼镜，如果觉得两副眼镜不方便，也可以试配双焦点、渐进多焦点等不同的镜片。

随着年龄不断增加，老花的度数会逐渐增加，因此老花镜的度数需要定期调整。

三、眼镜的保养

摘戴眼镜时，用双手摘戴，从脸的正面摘下或戴上。长时间用单手摘戴，很容易导致镜架变形，螺丝松动。

放置眼镜时，应当先左后右折合镜腿，并将镜片朝上放置在桌面上。

擦拭眼镜时，拇指和示指捏着镜圈上下端，用干净的镜片专用布（纸）擦拭。树脂镜片要用清水冲净后再擦拭。如镜片有油污，可先用少量洗涤灵清洗，再用清水冲净后擦干。

镜架螺丝如有松动，应及时拧紧；眼镜不可放置在阳光下或挡风玻璃前暴晒。

（杨晓慧　赵伟奇）

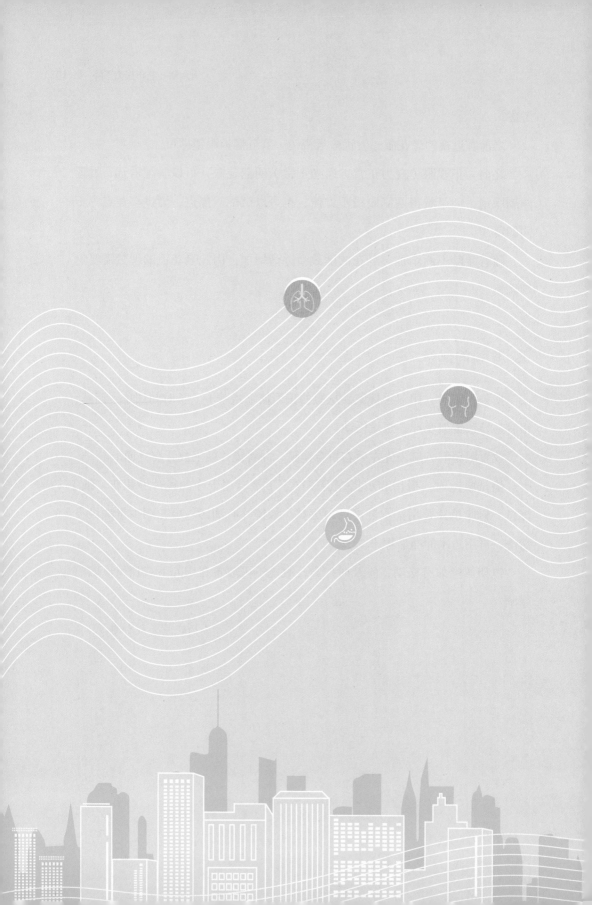

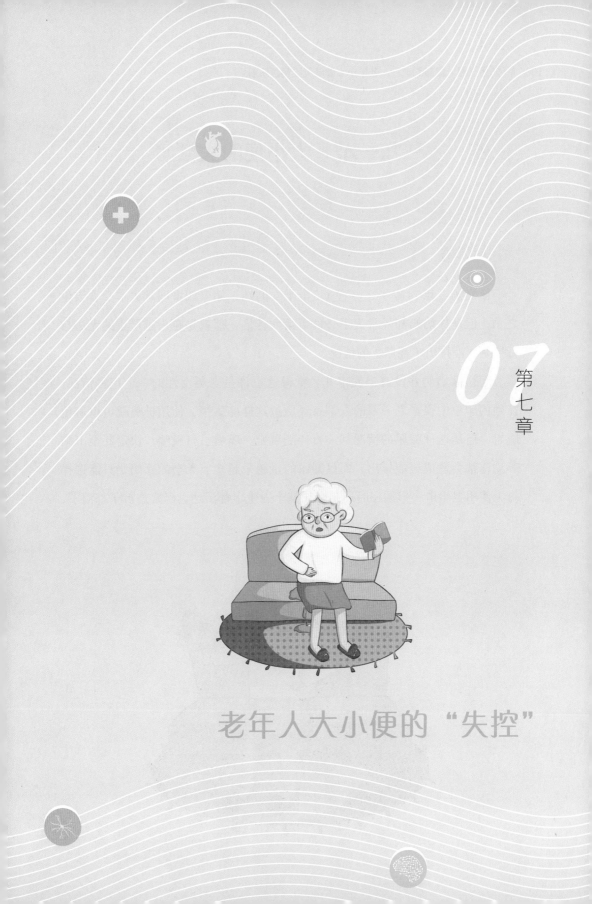

07

第七章

老年人大小便的"失控"

第一节 大小便的失禁

一、尿失禁

徐奶奶今年74岁了，养育了3个子女的她，如今四世同堂，享受着天伦之乐，但是徐奶奶却经常为了一件事情而苦恼，那就是越来越严重的无法自行控制尿液排出（漏尿）的情况。

起初徐奶奶并没有当回事儿，觉得这也许是老年女性的一个正常情况，在她的印象中很多老一辈的人都有经历过这样的事情，使用护垫就可以避免尴尬，但是这种漏尿的情况却一直伴随着她，咳嗽、打喷嚏、快走甚至下蹲等动作都会造成尿液排出，而且漏尿的量越来越多。无奈的徐奶奶只能选择每天使用卫生巾，但漏尿时还是会让整个卫生巾都湿透，经常连裤子都湿了，

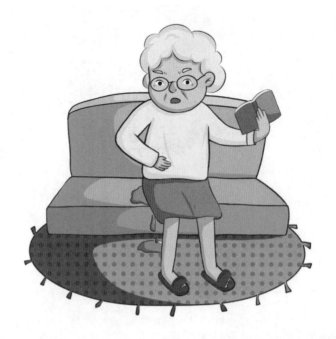

尤其是发生在公交车等公共场合时，对徐奶奶的生活和精神造成了严重的困扰，此时徐奶奶才意识到解决这种"失控"已经迫在眉睫了。

（一）尿失禁是怎么回事

尿失禁是常见的老年综合征，60岁以上的老年人，男性有5%～28%的人有尿失禁，女性更多，25%～40%的人有尿失禁，但是多数人并不会因为存在尿失禁而专门前往医院咨询医生，由于羞耻感和公众对于年龄增大通常会伴有失禁的错误观念，使得尿失禁在老年群体中的检出率普遍偏低。表7-1为尿失禁的小知识，可帮助老年人对尿失禁有初步的了解。

表7-1　尿失禁小知识

问题	解答
什么是尿失禁？	尿失禁指尿液排出失去意识控制或者不受意识的控制
哪些人容易患上尿失禁？	高龄、女性、身体功能障碍、认知功能障碍、脑卒中、糖尿病、尿路感染、妇科疾病史、前列腺疾病、焦虑抑郁、阴道分娩、酗酒、腹型肥胖、便秘及缺乏运动的人容易出现尿失禁的情况
有尿失禁，该怎么办？	1.查找原因，对因治疗（如抗感染，积极治疗糖尿病，解除粪块嵌塞，压力性尿失禁可采取手术治疗等） 2.行为疗法：包括膀胱锻炼、习惯训练、定时排尿和呼唤排尿，目的是逐渐延长排尿的时间间隔 3.盆底肌训练：对轻、中度尿失禁均有一定的效果

（二）导致尿失禁具体的病因有哪些呢

1. 暂时性病因

（1）感染：有的老年人出现尿频、尿急、尿痛，很可能是患有尿路感染，常会引发尿失禁。

（2）萎缩性尿道炎、阴道炎：老年女性患者由于绝经后体内雌激素水平下降，发生萎缩性尿道炎、阴道炎，常引起尿失禁。

（3）药物：如利尿剂、抗胆碱能药、钙通道阻滞剂、麻醉性镇痛剂等。

（4）内分泌疾病：如糖尿病就与尿失禁的发生密切相关。另外，高钙血症、中枢性尿崩症等也可能成为尿失禁的原因。

（5）精神心理疾病：特别是抑郁症，严重的情况下，患者可能都不知道自己是否遗尿或随处便溺。

（6）粪块影响：易发生于卧床和活动受限的老年人。

2．确定性病因

（1）逼尿肌不稳定：逼尿肌作用亢进或减低都可能引起尿失禁。

（2）尿道梗阻：常见于老年男性合并前列腺增生、尿道狭窄、前列腺癌及手术术后。

（3）压力性尿失禁：打喷嚏、咳嗽或运动等腹压增高时，尿液自尿道外口溢出，俗称漏尿，常见的原因有肥胖、盆底肌松弛、膀胱尿道膨出及子宫脱垂等。

（三）如何应对尿失禁

1．尿失禁能治好吗？

首先不要畏惧尿失禁，接受治疗基本是可以治愈的，不治疗很难达到自愈。治疗中最重要的是明确病因，治疗方法一般分为非手术治疗和手术治疗。

2．怎么还要动手术啊，能不能先锻炼锻炼？

当然可以，对于轻、中度尿失禁，这里推荐循序渐进地进行凯格尔运动，简单来讲就是缩紧肛门的动作。

（1）步骤一：放松其他肌肉，仅仅关注盆底肌肉，然后收缩盆底肌，这种感觉就像是自己想要放屁，但因为环境因素要忍住，然后将肛门向上收紧，保持5秒，如果5秒比较困难，可保持2～3秒。

（2）步骤二：然后放松肌肉10秒，10秒可以充分放松，避免劳损，接着进行下一次练习。

重复以上收和放动作（收和放算一次），做10次为一组，不必过多，每天做3～4组练习，就能达到目的。熟练掌握决窍后可把保持时间逐渐增加至

10秒，每周可逐步增加几秒。

此外，还有一些非手术治疗的方式，如药物治疗，也可以控制和减轻症状，但是长期服用药物可能会导致血压升高等副作用，需要在医生的指导下服用并进行规律的复诊。

3．在生活方式上我们还应该注意什么呢？

避免一次性地大量饮水，饮水应少量多次。另外，尽量避免会使得腹压突然升高的动作，如重体力的工作、奔跑等；控制咳嗽或打喷嚏的程度；保持会阴部的干爽清洁，穿宽松、舒适透气的衣物，避免阴部潮湿引发感染。

4．我听到手术就发怵，手术治疗是不是创伤特别大啊？

绝大多数的尿失禁手术都是以微创手术的方式进行，最常用的是吊带手术，通过将人工网带放入尿道，在腹部用力时提供盆底支撑，以达到不会漏尿的效果，不需要开刀，创伤面也非常小，大部分患者很快就可以出院。

二、便失禁

1．便失禁是怎么回事？

便失禁随着年龄的增长发病率会上升，男女发病率相似，分别为 8.1% 和 8.9%，虽说大便失禁的发病率不及尿失禁，但是大便失禁非常影响人的生活质量，对患者的社会、心理和经济均有一定影响。表7-2为便失禁的小知识，可帮助老年患者对便失禁有初步的了解。

表7-2　便失禁小知识

提问	解答
什么是便失禁	不能自主控制液体和固体粪便
哪些人容易患上便失禁	高龄、腹泻、急便感、尿失禁、身体功能障碍、认知功能障碍、脑卒中、糖尿病、粪块嵌塞、肠易激综合征、激素疗法、活动减少等

续 表

提问	解答
有便失禁，该怎么办	1.支持治疗：避免加重大便失禁症状的饮食，避免进食不完全消化的糖类，如果糖、乳糖和咖啡等，保持肛门局部清洁干燥 2.进一步治疗：有药物治疗、心理治疗、盆底肌训练、生物反馈疗法、骶神经刺激及手术治疗

2.导致便失禁具体的病因有哪些呢？

大便失禁通常是多因素引起的，肛门肌肉功能障碍、感觉减退、直肠调节肠内压力的功能异常、粪便性状改变等，这些异常往往同时存在。

（1）肛门括约肌薄弱：可分为创伤性与非创伤性因素引起。创伤性多由于肛门手术（如痔、瘘和肛裂手术等），阴道分娩引起的肛门括约肌撕裂或阴部神经损伤。非创伤性原因包括糖尿病、脊柱损伤等。

（2）直肠感觉减退：包括糖尿病、痴呆症、脊柱疾病导致脊髓受压、多发性硬化症和脊柱损伤。

（3）直肠调节肠内压力的功能异常：相关疾病包括溃疡性直肠炎、放射性直肠炎和直肠切除术后。

（4）大便性状改变：因大便性状改变引起的大便潴留和粪便嵌塞也是导致老年人大便失禁的常见原因。

3．如何应对便失禁？

（1）饮食和生活方式上应该注意什么呢？

1）限制乳品和乳制品，适当摄入水和富含纤维成分的食物，食物纤维不会被人体吸收，但可以增加粪便的体积，刺激肠道蠕动，有助于恢复肠道功能。

2）锻炼身体同样适用于便失禁的患者，多进行力所能及的运动，如散步、舒展运动等均可，另外上面提到的提肛运动——凯格尔运动仍然有效。

3）设法培养定时排便的习惯，每天固定时段排便，鼓励患者餐后30分钟排便，并达到肠道排空满意的目标，必要时可用清洁灌肠，每周1次。

（2）造成肛门周围又红又痛怎么办：对于肛门周围的接触性皮炎，应帮助患者掌握避免过度擦拭肛门及其周围皮肤的卫生技术，建议用湿润的纸巾轻柔地擦拭，使用温和的洗剂清洁肛门，并鼓励用一些皮肤保护剂，如涂抹氧化锌、乳剂，加以保护。

（3）用一些止泻剂，不是能更直接简便地解决问题吗？没有一种特效药可以治愈大便失禁，药物治疗的目的是减少大便次数和改善大便性状，可以补充一些大便膨化剂，如甲基纤维素，帮助大便成形，对便稀和腹泻患者是有效的，但对于直肠调节肠内压力功能异常的患者，增加大便容积反而会加重大便失禁的症状，所以治疗潜在的病因才最为重要。

（4）有没有什么无痛无创的治疗方法？有的，生物反馈疗法，无痛无创，尤其是针对外括约肌薄弱或由于神经损伤直肠感觉功能下降的患者，生物反馈疗法是一个不错的选择，这是一种盆底肌和腹壁肌的认知性训练，并且不受患者年龄等因素影响，是治疗大便失禁安全有效的方法，但要注意的是，该方法需坚持3～6个月，效果才可以得到很好的维持。

第二节　排尿困难与便秘

一、排尿困难

王先生，今年70周岁，是一名退休老教师，对于王先生来说退休生活仍然非常充实，不仅每天在电脑前关注国际时事，大半生都在教书育人的他，仍然通过网络发布他的教学经验，为教育事业发挥着余热。但他平静的生活，却被一次"晨尿"打破了。

这天早晨王先生忽然被一阵尿意憋醒，到厕所后却排不出尿来，并且伴随着明显的下腹疼痛。其实从几年前开始，王先生就出现了排尿费力、尿流变细、尿不尽的感觉，但像今天这种排不出尿的情况还是头一次，王先生立刻在爱人的陪同下，前往急诊科就诊，医生说他得了急性尿潴留，给他紧急导尿，才缓解了症状。

（一）认识排尿困难

排尿这件事，我们每天都要进行好几次，应该是一件简单又轻松的事情，但是现实中却有不少人遭遇到了不同程度的排尿困难。排尿困难也影响着我们的正常生活和身心健康。可是为什么会出现排尿困难这种现象呢？排尿困难的原因都有哪些呢？参见表7-3。

排尿困难，通常是某些疾病的提示信号，症状较轻时会出现排尿的延迟、等待，尿流细弱，射程短，尿流断续，就像没关紧的水龙头出现滴沥的情况，更严重的需要屏气用力，或者是用手按压下腹才能慢慢排出尿液，最为严重的情况则是完全无法排出尿液，称为尿潴留。

表7-3　排尿困难小知识

提问	解答
什么是排尿困难？	排尿费力且有排不尽感，须增加腹压才能排出尿液，严重时增加腹压也不能将膀胱内尿液排出体外，导致尿潴留
哪些人容易患上排尿困难？	高龄、男性、前列腺疾病、糖尿病、久坐、缺乏运动、憋尿习惯、焦虑抑郁、酗酒、泌尿系结石和肿瘤病史的人
有排尿困难，该怎么办？	对于排尿困难而言，明确病因无疑是最关键的一步，明确是由于某种梗阻导致了排尿通道的不通畅，还是由于某些功能性的病因；如脊髓损伤、精神紧张、服用了某些会导致排尿困难的药物等，需针对病因进行治疗

（二）导致排尿困难具体的原因有哪些呢

1．机械性原因

排尿困难往往是由于排尿通道发生了阻塞，而这种阻塞往往是疾病引起的。通常发生在膀胱颈部及下部的这类病变，都会引起患者排尿困难。如膀胱颈部梗阻，膀胱尿道结石，尿道瓣膜等。

2．动力性原因

动力性因素造成患者排尿困难，第一个常见的原因就是神经系统功能障碍，如神经性膀胱炎，脊髓畸形损伤等。第二个原因是膀胱逼尿肌功能障碍，常见的有糖尿病，括约肌问题等。

随着人口老龄化的加剧，排尿困难逐渐成为老年男性的常见症状之一。据统计，50 ～ 65 岁老年男性中，有15% ～ 25%伴有不同程度的排尿困难症状，包括夜尿、尿急、尿频、尿不尽、排尿中断、排尿等待及尿流缓慢等。引起老年男性排尿困难最常见的病因是良性前列腺增生症，虽然良性前列腺增生症的发展是一个缓慢的过程，但是如若疾病未得到正确及时的处理，最终可发展为急性尿潴留，将严重影响患者的生活质量。

（三）如何应对排尿困难

1. 自我感觉排尿困难症状很轻，并不影响生活，是不是就不用去看医生啦？不是的，事实上导致排尿困难的原因比较复杂，需要全科医生或者专科医生的协助，针对各种情况的排尿困难，除了考虑到常见病、多发病，还需要排除严重疾病（如前列腺癌、膀胱癌、肾衰竭等），以免造成病情的延误。

2. 人们经常一坐就是一天，憋尿更是再寻常不过的事了，就这还能憋出毛病来？

那是当然！久坐、憋尿这种不良的生活习惯所带来的危害绝对不能轻视，首先，如果尿液长时间地停留在我们的泌尿系统，会减少尿液对泌尿系通道的冲刷作用，尿液中的毒素不能及时排出体外，不仅容易形成结石，还会增加尿路感染的风险，甚至诱发膀胱癌；其次，憋尿会使膀胱充盈，让膀胱过度地"劳累"，导致膀胱肌肉的痉挛、无力，充盈的膀胱也会压迫男性前列腺，导致慢性前列腺炎的发生，最终导致排尿困难；另外，久坐、憋尿还会导致男性的性功能障碍，因为男性的生殖系统和泌尿系统是有共用"管道"的，久坐、憋尿会使这些"管道"承受更大的压力，所以不只会出现排尿困难，还可能引起阳痿等性功能障碍，甚至影响生育。

3. 我有排尿困难，是不是只要少喝水，就不会有很多尿液了啊？

事实上通过少喝水来让排尿减少的方式是非常不可取的，多喝水可以促进排尿，而并不是让体内的尿液越积越多。如果是炎症、结石、前列腺疾病等病因而导致的排尿困难，增加排尿有利于病情的康复，建议患者在每次排尿后都适当补充水分。当然，排尿困难的患者不能仅仅用饮水量多少的方法来缓解排尿困难，要从根本上解决问题，还是要到医生那里去查明引起排尿困难的病因，采取合适的治疗方法。

二、便秘

老张喜欢如厕时坐在马桶上玩手机，觉得这样如厕让他十分放松，每次都坐到腿都麻了才从厕所出来，如厕的时间也是越来越长，老张的老伴对此也是一头雾水，觉得老张能在厕所待这么久，肯定是便秘了，就买了香蕉让他多吃点，但结果却是适得其反，老张的便秘更加严重了，不仅排便时间变长了，大便还变得又干又硬，赶紧找到医生，这如厕玩手机还能便秘？而且这香蕉也不管用啊，这是怎么回事儿？

让医生来帮老张解答。首先，排便时玩手机会分散我们的注意力，当我们错过了便意，大便的排出就变得十分困难，也会扰乱神经对排便系统的指挥，久而久之就造成便秘的情况。其次，一般来说，排便用时在3分钟以内是一件很正常的事，但是排便时玩手机就会延长这一过程，而我们的"菊部",如果长时间承受压力,括约肌和肛垫的弹性越来越弱,导致静脉回流不畅,形成曲张的静脉团,从而形成痔疮,严重的情况下,还会演变为脱肛。

另外,香蕉可不一定能调理便秘,我们吃到的香蕉经常为了减少在运输中的腐烂损耗,在未成熟的阶段就被采摘下来,而未成熟的香蕉中含有大量鞣酸,会与食物中的蛋白质结合生成一种不易消化吸收的鞣酸蛋白,反而可能加重便秘。

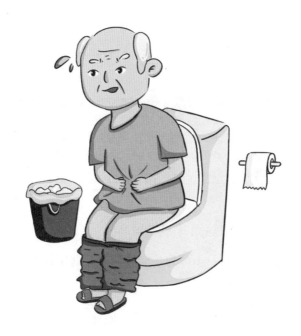

(一)认识便秘

便秘表现为排便次数每周＜3次、粪便干硬和/或排便困难(表7-4)。便秘是常见的临床症状,在日常生活中我们或多或少都会经历过便秘,偶尔的便秘是正常现象,本章节不作为重点讨论。然而当便秘持续时间＞12周,则被称为慢性便秘,作为本章节的主要讨论内容。

随着饮食结构改变、生活节奏加快和社会心理因素的影响,慢性便秘的患病率呈上升趋势,我国成人慢性便秘的患病率为4%～6%,并随年龄增长而升高，60 岁以上人群慢性便秘患病率可高达 22%，整体女性患病率高于男性。

表7-4　便秘小知识

提问	解答
什么是慢性便秘	表现为排便次数减少（每周＜3次）、粪便干硬和/或排便困难，持续时间超过12周。还常表现为便意减少或缺乏便意、想排便而排不出、排便费时、每日排便量少，可伴有腹痛、腹胀、肛门处疼痛等不适
哪些人容易患上便秘	老年人、孕妇、运动少、久坐、卧床、饮食不规律或缺乏进食蔬菜水果、认知功能障碍、脑卒中、糖尿病患者
有慢性便秘，该怎么办	原则上以缓解症状，恢复正常的肠道动力和排便功能为目的。提倡个体化的综合干预，包括： 1.合理的膳食结构，建立正确的排便习惯，调整患者的精神心理状态 2.对有明确病因的进行病因治疗 3.需长期应用通便药维持治疗的，应避免滥用泻药 4.当患者症状严重影响工作和生活，且经一段时间严格的非手术治疗无效时，可考虑手术治疗

（二）导致慢性便秘的病因有哪些呢

慢性便秘根据病因可进一步分为功能性便秘、器质性便秘和药物性便秘。

1．功能性便秘

在慢性便秘的病因中，大部分为功能性便秘，是多种机制共同作用下发生的，包括肠蠕动减弱、参与排便的肌肉功能障碍等。

2．器质性便秘

肠道肛门疾病（如炎症、外伤、肿瘤等导致的肠腔狭窄、痔疮、肛裂），肠道以外疾病（如脑卒中、抑郁症、糖尿病、前列腺疾病、盆腔疾病以及某些自身免疫病）。

3．药物性便秘

包括抗抑郁药、抗癫痫药、抗组胺药、抗震颤麻痹药、抗精神病药、解痉药、钙拮抗剂、利尿剂、单胺氧化酶抑制剂、阿片类药、拟交感神经药、含铝或钙的抗酸药、钙剂、铁剂、止泻药、非甾体抗炎药。

（三）如何应对便秘

1. 便秘而已，用力排出来就行了呀，人还能被大便憋出毛病不成？

绝对不能轻视便秘，便秘与肛门直肠疾病（如痔、肛裂、直肠脱垂等）关系密切，严重影响生活质量，便秘时的用力排便还可能诱发急性心肌梗死、脑血管意外等严重疾病，危及生命，这样的事情时有发生，一定要想办法解决便秘问题。

2. 从生活方式上应该做哪些改变呢？

（1）建立正确的排便习惯，不要憋大便，出现便意的时候就是我们如厕的时候。另外，晨起和餐后是肠道蠕动活跃的时候，是比较适合如厕的时机，在排便时要集中精力，不要玩手机、吸烟、看书等。

（2）进行适合自己的运动，不要久坐，运动能够使胃肠道加快蠕动、减轻体重，使便秘的发生率降低。运动还可以缩短肠道传输时间、利于大便的排出，如散步、慢跑、打太极、慢节奏舞蹈等都对改善便秘有效。如果平日运动较少，不妨适当增加运动量，对改善便秘的情况会有助力。

（3）合理的膳食结构和多饮水也很重要，尤其是膳食纤维的摄入，蔬菜、水果、燕麦等都是富含膳食纤维的食物，每日至少饮水1.5～2.0升，相当于8杯水。

（4）选择更利于排便的姿势，事实上采用蹲便姿势时，直肠肌肉与直肠形成的肛肠角度最大，最利于大便排出，而家中应用坐便的朋友，脚下最好踩一个小板凳，上身微微前倾，也可以达到同样的效果。

（5）通过腹部按摩的方式也可以一定程度地促进肠道的蠕动，可以以肚脐为中心，按照顺时针的方向从左上腹，过左下、右下、右上为一圈，轻轻按摩，每次30～50圈，每日两次。

3. 患有慢性便秘，需要用药治疗，能不能介绍一下用药方面的注意事项？

治疗慢性便秘的药物可以分为通便药（容积性泻药、渗透性泻药、刺激性泻药）、促动力药、促分泌药、灌肠剂和栓剂等。我们要明确一个用药的原则，那就是应在医生的监督和指导下使用，避免滥用泻药，这里的泻药，主要指通便药中的刺激性泻药，比如含有大黄、芦荟、番泻叶成分的蒽醌类药物，长期使用蒽醌类药物可致结肠黑变病，而结肠黑变病与肿瘤的关系尚存争议，并且有些有通便作用的保健品中也含有此类物质，长期使用刺激性泻药可能导致不可逆的肠神经损害，比沙可啶、蓖麻油也属于这类药物。所以，如需使用刺激性泻药建议短期、间断使用。

（谢　畅　曾学军）

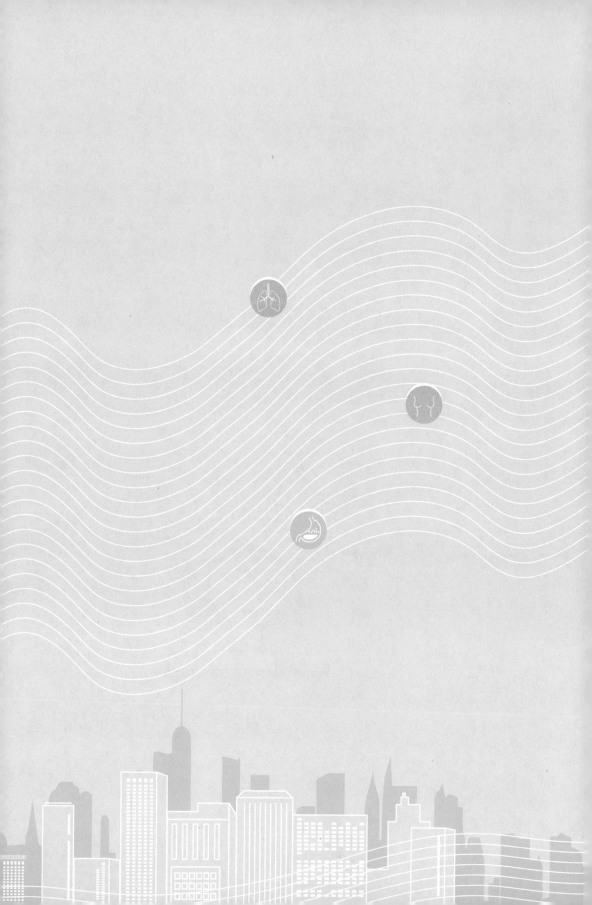

08

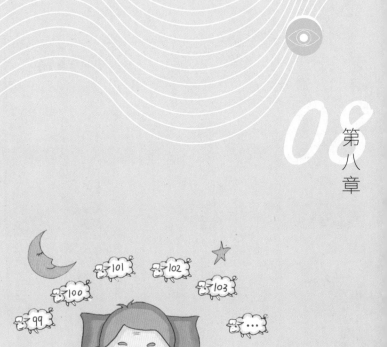

老年人的睡眠困扰

　　71岁的孙阿婆这段时间很痛苦，只因她每天早上3点多钟就醒了，而且怎么也睡不着，搞得白天也没精神，只好去医院开了些安眠药，吃了一段时间又担心老吃安眠药睡觉，是不是对身体也不好，不知道该怎么办才好。其实孙阿婆的经历在老年人中很常见，就让我们来一起了解下老年人的睡眠吧！

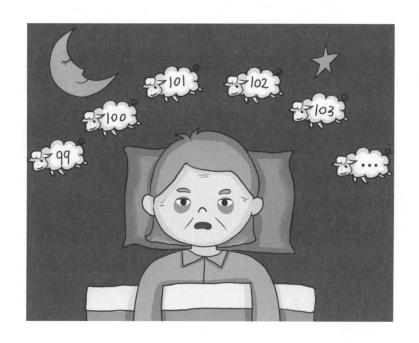

第一节　老年人的睡眠现状

一、良好睡眠的重要性

　　我们一生有1/3的时间是在睡眠中度过的，良好的睡眠既是保障身心健康的重要基础，更是保持大脑活力，维持人体健康不可或缺的前提条件，对于老年人尤为重要。睡眠的重要作用主要体现在以下几个方面。

1．保存能量（充电）

睡眠时人体基础代谢维持在较低水平，耗能较少，有利于能量的储存，所以睡眠有助于大脑补充能量。

2．促进代谢产物排出

睡眠时大脑可高效清除白天积聚的代谢产物，从而恢复脑活力。

3．增强免疫

正常的睡眠对于保障机体的免疫系统十分重要，长期睡眠不好会显著影响机体的防御能力。

4．促进生长发育

良好的睡眠是保证生长发育的关键。

5．增强学习记忆

睡眠期间也具有学习的能力，睡眠是记忆巩固和维持的重要阶段。

二、老年人的睡眠现状

随着我国老龄化程度的加深，老年人的睡眠障碍作为常见问题之一，危害着老年人的健康。据统计，我国老年人的睡眠障碍患病率为46%。老年人常见的睡眠问题包括失眠、打呼噜、不宁腿综合征、睡颠倒/黑白颠倒、睡眠行为异常、睡不醒等。来看看您是否有这些情况。

1．失眠

躺床上2～3个小时了还是睡不着，好不容易睡着一会儿又醒了，醒了就很难再入睡，就算睡着也感觉迷迷糊糊的，好像周围的声音都能够听得见，白天昏昏沉沉的，没有精神，这都是失眠的表现。失眠指尽管有充足的睡眠机会和适宜的睡眠环境，仍持续出现入睡困难（躺床上超过30分钟仍无法入睡）、睡眠时间减少、睡眠完整性破坏（夜间清醒次数＞2～3次）或早醒

（在期望起床的时间之前醒来）、睡眠质量下降，并影响第二天白天的生活工作，如感觉疲劳、情绪低落或易激惹、注意力不集中、记忆力下降、社交或工作能力下降和学习能力下降等。

　　大部分成年人需要的睡眠时间为每日 7～9 小时，老年人略短，每日需要 7～8 小时的睡眠来满足机体需要。中国居民营养与健康状况调查显示我国 60 岁以上的居民平均每日睡眠时长为 7.8 小时，睡眠不足的比例为 17.1%，睡眠过长比例为 24.3%。睡眠门诊中以失眠为主诉就诊的人比例高达 80%～90%。总的来说，老年人睡眠的特点为睡不着，容易醒，早醒，易受周围环境影响，睡得轻、睡得浅，以及片段化睡眠。

2．打呼噜

　　又称为打鼾，睡觉时打呼噜，鼾声如雷，间歇性憋气，不少人认为打呼噜是睡得香、睡得好的表现，事实上，夜间打呼噜、憋气不仅会对自身造成严重的损伤，还会给同寝者造成不少困扰。

　　人为什么会打呼噜呢？为什么说打呼噜是一种疾病呢？鼾声是由组织震动引起的，气流通过狭窄的组织部位，引起震动，而出现声响。气道逐渐狭窄，慢慢就会发展为睡眠呼吸暂停，打呼噜、睡眠呼吸暂停都是睡眠呼吸障碍的一种。

　　老年人睡眠呼吸障碍比较常见，也是影响老年人健康的多发病之一，睡眠呼吸障碍患者夜间反复、间歇地出现低氧、二氧化碳潴留及睡眠紊乱，易并发多器官系统功能损害，是临床常见慢性病（如高血压、糖尿病、冠心病等）的"源头病"，甚至可以导致夜间猝死。据调查，老年人打呼噜的比例高达 15%～35%，睡眠呼吸暂停的比例是 10%～40%。出现睡眠呼吸障碍时应及时就医，采取相应的治疗措施。

3．睡颠倒 / 黑白颠倒

　　常有患者到门诊就诊时说，"大夫，我半夜醒了就睡不着了，一直躺到天亮"。仔细一问才发现问题，原来他吃完晚饭 7 点就睡啦，半夜 3 点起床如厕，后来就睡不着了，算一算已经睡了8个小时，睡眠压力没有了，自然就睡不着。这就是典型的睡颠倒/黑白颠倒，我们称为睡眠-清醒昼夜节律障碍，是中老年人常见的睡眠障碍之一，在门诊也容易被误诊为失眠。

最佳睡眠的实际睡眠时间应与习惯的睡眠-清醒昼夜节律相匹配。老年人常见的睡眠-清醒昼夜节律障碍为睡眠-清醒时相前移障碍（睡得早），发病比例约为1%。睡眠时相前移障碍的特点是主睡眠时段前移（时间提前），致使患者睡眠起始和结束的时间通常比预期或所需要的时间提前2小时或2小时以上。患者诉早醒或持续性失眠和晚间过度困倦。如果患者按照前移的时间表作息，可提高睡眠时间和睡眠质量。

4．睡不醒

"大夫，我白天老是睡觉，跟睡不醒似的，是不是得了什么不好的病呀？"常有门诊就诊的老年人这样说。这时候我首先会问他"那您白天都干什么呀？在家待着还是出去遛弯或逛公园？""我腿不好，所以一直在家待着，没事儿就在床上躺着"。

那么，问题来了，白天没事儿干，经常在床上躺着，可能不知不觉就睡着了，等有动静醒了，才发现自己怎么又睡了。这种情况可能在白天反复发生。睡不醒，称为日间过度嗜睡，是一种过度的白天睡眠或睡眠发作。这些睡眠阶段会经常发生，最常见为安静状态下。出现日间过度嗜睡，首先要查找原因，比如有无睡眠剥夺，有无昼夜节律障碍，是否睡眠呼吸障碍的日间症状等。所以睡眠规律很重要，出现睡眠问题我们首先应该排除不当睡眠行为因素的影响。排除了这些因素之外，可以做一些睡眠实验室检查，如多导睡眠监测、多次睡眠潜伏期试验及体动仪监测等。综合评估之后再进行对症治疗。

5．睡眠行为异常

温文尔雅的丈夫睡觉中突然拳打脚踢，殴打妻子，甚至多次从床上掉下来；睡觉时总是绘声绘色地演讲，讲的还都是其年轻时的经历；或者睡觉时总是大喊大叫，家人将其叫醒，他说正在做梦，梦的内容与他的表现一致，这可能是得了一种睡眠疾病——快速眼动睡眠障碍。这是怎么回事呢？

我们的睡眠大致分两种，一种是非快速眼动睡眠，主要在前半夜，一种是快速眼动睡眠，主要在后半夜。一般来说，做梦主要发生在快速眼动睡眠时期，正常人做梦时，肌肉会放松，软软的一点劲都没有，身体根本动不了，比如我们梦到被人追，使劲儿地跑，但就是跑不动。要是得了快速眼动睡眠障碍这个病，做梦睡眠的机制就会出问题，不光睡梦中会在无意识的情况下把自己摔伤、碰伤、磕伤，有时还会把同床的人打伤，更为严重的是，它还可能是帕金森病、阿尔茨海默病等神经变性疾病的早期表现。快速眼动睡眠障碍以快速眼动睡眠期间（后半夜居多）出现异常或破坏性行为（如梦话，大笑，做手势，抓东西，挥手，拍床，拳打脚踢，从床上坐起、跳起或殴打同床的人等）为特征，且与梦境扮演有关，有引起损伤或扰乱睡眠连续性的可能。暴力行为可能罕见或一晚发作几次，已有报道睡眠相关暴力的患病率约为2.1%，其中38%与梦境扮演相关。

快速眼动睡眠障碍通常发生于50岁以上男性。据报道，82%～88%的患者为男性。如果您夜间存在大喊大叫的情况，甚至在家人将您叫醒时您发现自己正在做梦，且做梦的内容与您的表现一致，建议您一定要到睡眠科去检查，做个多导睡眠图，同步带视频及音频监测，以便早诊断，早治疗，早预防。

6. 不宁腿综合征

睡前或安静状态下腿部不适，有时感觉跟虫子咬似的，有时感觉像蚂蚁在爬，活动一下，捏一捏，揉一揉能有所减轻，您可能得了不宁腿综合征。不宁腿综合征是中枢神经系统中的铁代谢或多巴胺代谢通路异常，从而导致下肢不适感的一种感觉-运动障碍。它主要表现为静止/休息状态时下肢出现难以明状的不适，可以表现为刺痛、胀痛、瘙痒、灼热、虫蠕感等，难受时特别想活动活动双腿，捶打、活动双腿或下床行走能缓解症状。不宁腿综合征常伴失眠、睡眠片段化、白天困倦以及焦虑、抑郁症状，严重影响睡眠及生活质量，该病好发于中年女性，女性月经期也容易出现，发病比例为 $0.8\% \sim 2.2\%$。

综上看来老年人睡眠问题可真不少，需要我们高度重视。

第二节　什么影响了好睡眠

睡眠障碍危害很大，要想改善睡眠，我们就要先了解哪些因素会导致睡眠障碍。

1. 睡眠习惯不良

睡眠时间不规律，什么时候想睡就睡一会儿，白天嗜睡，或午睡时间过长；睡前喝水过多或喝浓茶、咖啡；在床上看电视、手机等，这些不好的睡眠习惯都会引起睡眠障碍。

2. 环境变化

老年人对睡眠环境的要求比较严格，眠浅、易醒，因此，声音嘈杂、光线较亮的环境，更容易影响老年人的睡眠。

3. 缺乏运动

适当运动可改善睡眠状况，老年人因疾病、卧床等原因运动较少，会影响睡眠及睡眠质量。

4. 年龄

随着年龄的增长，老年人各种睡眠障碍发病率也逐渐增多，如失眠、睡眠呼吸障碍及睡眠行为异常。而睡眠障碍又可增加老年慢性疾病的发生，或者加重其严重程度。

5. 心理、社会及家庭因素

老年人对退休生活的不适应、离异或丧偶、疾病、独居、子女问题等负性事件承受得比较多，且承受能力较弱，容易出现焦虑、抑郁、孤独等问题，这些都会影响老年人的睡眠。

6．疾病

老年人生理功能衰退，易出现各种躯体疾病，因躯体疾病导致的疼痛、皮肤瘙痒、长期卧床、焦虑、抑郁等均可导致睡眠障碍。

7．药物

老年人各器官功能减退，容易患有各种疾病，所以会服用多种药物，这些药物对睡眠或呼吸均可能有影响，所以老年人更容易出现睡眠问题。

影响老年人睡眠的因素较多且复杂，如果您存在睡眠障碍问题，为保证良好的睡眠，请您务必好好查找一下原因。

第三节　改善睡眠的良方

老邱是一名退伍老兵，睡眠中大喊大叫已经10多年了，家人发现他睡着后总是跟演电影一样，一会儿绘声绘色地演讲，一会儿有模有样地跟人吵架，一会儿拳打脚踢，一会儿又哭又喊的，有时甚至把自己碰伤，次日家人问他时，他能记得发生了什么，他很清楚自己是做梦了，梦到了跟人讲课，跟人吵架、打架等，做什么梦就能表现出什么行为。但是他从来没当回事儿，直到有天他睡觉时突然开始殴打妻子，把妻子的头发都给拽掉了，他才开始正视这个问题。

他去附近的医院就诊，头颅CT、核磁等一系列检查都做了，也没发现什么问题，后来他抱着试试看的态度去有专门的睡眠医学科就诊，医生给他做了睡眠监测，发现是快速眼动睡眠行为障碍合并重度睡眠呼吸暂停，快速眼动睡眠行为障碍最有效的药物治疗是氯硝西泮，但是这个药物会抑制呼吸，加重睡眠呼吸暂停，所以医生给予持续气道正压通气治疗，同时给予氯硝西泮小剂量口服治疗，老邱的症状才得以解决。

通过以上事例，也可以看出睡眠问题关乎老年人的健康与生活质量，老年人睡眠问题很多，影响因素更是多种多样，养成好习惯，改变不良的睡眠行为，对改善睡眠质量很重要。如果出现了睡眠问题，建议您选择有睡眠专科的医院就诊，寻求专业医生的帮助，不要盲目地自行服用药物。

改善睡眠的方法

1．正确认识睡眠，养成良好的睡眠习惯

对睡眠要有正确的认识，养成良好的睡眠习惯，放松心态。不要因睡不着而焦虑。

2．改善睡眠环境

睡前调整室内温度及湿度，拉好窗帘（窗帘最好避光），关灯，舒适、隔声的环境可降低夜间醒来的可能性，减少环境对睡眠的影响。

3．睡前放松训练

睡前洗个热水澡，泡脚，听舒缓的音乐，深呼吸，冥想等均能起到一定的放松作用，进而改善睡眠。

4．适当运动

运动既能强身健体也能改善情绪，增加老年人的睡眠需求，还可提高睡眠能力。如八段锦、太极拳、广场健身运动（跳舞）等都已被证实有助于改善睡眠质量，但要注意运动的时间与强度。建议将运动时间安排在白天，睡前2小时以内不要做剧烈活动。如果睡眠不好，建议做一些柔和的运动，如瑜伽、冥想、散步、八段锦等，以微出汗为宜。

5．睡眠认知行为治疗

（1）牢记"床＝睡眠"：床只是用来睡觉的，不要在床上进行与睡觉无关的活动，如读书、看报、玩手机、看电视等。最好在临睡前1小时停止看电

子设备，因为屏幕发出的光线会抑制褪黑素的分泌。褪黑素是人体自身根据环境中光照强度改变而分泌的促眠物质，如果经常在床上使用电子产品会抑制褪黑素的分泌，造成生物钟紊乱，加重失眠。如果您记忆力不好，只能记住一条，那么就记住这一条吧。

（2）每日定点起床：保证规律的睡眠，首先要定点起床，无论前夜睡眠如何，次日都要按点起床，不能因为睡不好就延迟起床时间。

（3）避免白天睡觉时间过长：白天保持清醒时间越长，越有利于晚上入睡，且睡得更踏实。要避免日间长时间卧床或多次打盹，如中午确实感觉困倦，睡眠时间要小于30分钟，建议设闹钟提醒自己及时醒来，而且午睡时间越靠前越好，比如能12点睡，就不要13点睡，14点以后尽量避免卧床或打盹。

（4）有睡意时再上床：强迫入睡只能使情况变得更糟糕，如果在30分钟内无法入睡，则应即刻起床，做一些其他非刺激性使自己容易入睡的活动，如读书、冥想等，睡不着时不要躺在床上，等再次有睡意时再上床，减少不必要的卧床时间。

（5）规律饮食：饥饿或过饱均可影响睡眠，睡前应避免饥饿，也不宜过饱，规律饮食有助于睡眠。建议睡前2小时就不要再吃东西了。

（6）晚上避免过多饮品：晚上控制饮品的摄入，有利于减少夜间如厕的频次，频繁起夜会严重影响睡眠质量。

（7）避免咖啡因的摄入：咖啡因类饮料和食物（如咖啡、茶、可乐、巧克力等）都含有兴奋剂咖啡因，8小时才能完全清除，会导致入睡困难，眠浅、夜间易醒，午后要避免咖啡因的摄入。

（8）避免饮酒：饮酒可使紧张者易入睡，但是会导致后半夜觉醒增多，呼吸不畅，延长我们的浅睡眠时间，造成整体的睡眠质量下降，干扰正常的睡眠规律。

（9）避免吸烟：尼古丁是刺激剂，夜间睡眠障碍者应尽量避免吸烟。

（10）不要将问题带到床上：焦虑会干扰入睡且使睡眠变浅。睡前留出些时间思考白天的问题、计划次日的活动等，最好能用笔记录下来，不要将问题带到床上，从而"放空大脑"。

（11）适当晒晒太阳：日光是调节睡眠的关键。尽量每天在自然阳光下晒30分钟以上。如果您有睡眠问题，建议您应该在早晨接受阳光照射至少1小时以上，并在睡前1～2小时将室内灯光调暗。

（12）避免补觉：老年人退休了，可能不适应退休后的生活，导致失眠，睡不着觉，白天又没什么事儿，很容易就白天补觉，而且一睡可能就很长时间，这是不可取的。白天睡了，晚上睡眠的压力就小了，很容易出现入睡困难，晚上睡得少，白天就又想补觉，久而久之就形成了恶性循环，所以要避免补觉，如实在感觉困倦，可小睡15分钟。

6. 心理干预

积极参加社会活动，别总是一个人待在家里，促进老年人之间的情感交流。

7. 光照疗法

适用于昼夜节律失调的老年人，如白天睡眠时间长，晚上睡不着，或吃完晚饭早早上床，半夜就睡不着。合适的定时光照能够重塑昼夜节律。这种疗法必须在医生指导下进行。

8. 药物治疗

中老年人睡眠不好，应首选非药物治疗方法来改善。如必须选用药物治疗，应在医生的指导下，选用作用温和、副作用较小的药物，且要从小剂量开始，服药时间不宜过长，也可以使用中药或中成药进行治疗。要注意药物对睡眠的影响，尤其是合并多种睡眠障碍的药物治疗。如同时患有睡眠呼吸障碍及快速眼动睡眠行为障碍，使用氯硝西泮治疗快速眼动睡眠行为障碍时，要考虑氯硝西泮对呼吸的抑制作用，必须同时进行家用呼吸机治疗。对昼夜节律障碍患者，还可使用褪黑素治疗。

（小）（贴）（士）

您了解褪黑素吗?

目前不少人都在吃褪黑素，什么是褪黑素呢? 褪黑素是大脑松果体分泌的激素，最主要的作用是调节睡眠－觉醒周期。夜间或光线弱的时候，褪黑素的分泌就会增多，通常在晚上9点或10点人脑开始分泌褪黑素，也就是大多数人睡觉的时间，随着褪黑素分泌的增加，身体就会开始意识到该睡觉了，当白天或光线强的时候，褪黑素分泌减少，使人保持清醒。但是，褪黑素是一种激素，"暗示"你的身体为睡眠作准备，并不是真的让你睡觉的物质。总的来说，褪黑素可以调节人体24小时的昼夜节律，让我们坚持规律的就寝时间，在同一时段睡觉和起床。

既然褪黑素能帮助人睡眠，是不是就适合所有人呢? 并不是的。

褪黑素主要适用于以下人群: ①因褪黑素分泌减少导致的失眠。②需要倒时差或倒班工作者。③睡眠时相后移者，就是睡眠时间比正常人推迟2小时甚至更多的人。一般对于褪黑素分泌减少的老年人来说，可以适当补充褪黑素，来缓解失眠的症状;对于其他原因导致的失眠，褪黑素可能就没什么效果了，最好在专业医生指导下"辨症施治。"

9. 改善/治疗睡眠打鼾/呼吸停顿的措施

如果您打呼噜或有呼吸停顿，建议尽早到专业的睡眠机构就诊，由专业医生评估后再进行相关治疗。当然，您可以先提前了解一下。

（1）尽量侧卧位睡眠（可通过在睡衣背部缝制弹性小球或抱枕实现），与体位有关的睡眠呼吸障碍可尝试此法。

（2）床头抬高:抬高床头30～45度有助于改善睡眠呼吸问题。

（3）适当运动，控制体重：体重增加会加重睡眠呼吸障碍，适当运动，控制体重可一定程度上改善睡眠呼吸障碍。

（4）戒烟、戒酒：烟酒中所含物质对呼吸有抑制作用，戒烟、戒酒可改善睡眠呼吸状况。

（5）慎用镇静安眠类药物：镇静安眠类药物对呼吸有抑制作用，睡眠呼吸障碍患者要慎用，如安定、氯硝西泮等。

（6）积极治疗基础病：中老年人易出现各种慢性疾病，如高血压、糖尿病、哮喘、慢阻肺等，如同时合并睡眠呼吸障碍，要在积极治疗基础病的前提下，及早干预睡眠呼吸障碍。

（7）口腔矫治器治疗：口腔矫治器是缓解轻中度阻塞性睡眠呼吸障碍的一种重要方法，大约可以减轻1/3的睡眠呼吸事件。

（8）气道正压通气治疗：睡眠呼吸障碍患者可在专业的医师、技师指导下，行气道正压通气治疗（俗称"家用呼吸机治疗"）。目前，家用呼吸机治疗是成人阻塞性睡眠呼吸障碍的首选治疗方法，也是最安全、有效的方法。它通过在睡眠中给予持续的气道内正压，从而撑开上气道，保持气道开放而发挥作用。

10．环境防护

对快速眼动睡眠行为障碍者，也应尽早到专业睡眠机构就诊，睡眠环境防护尤为重要，可通过加床档，在床周边加软垫等方式实现，能分床睡最好，防止自伤或他伤。

以上这些方法均可以不同程度上改善睡眠，您学会了吗？

（李　燕　崔　丽　高　和）

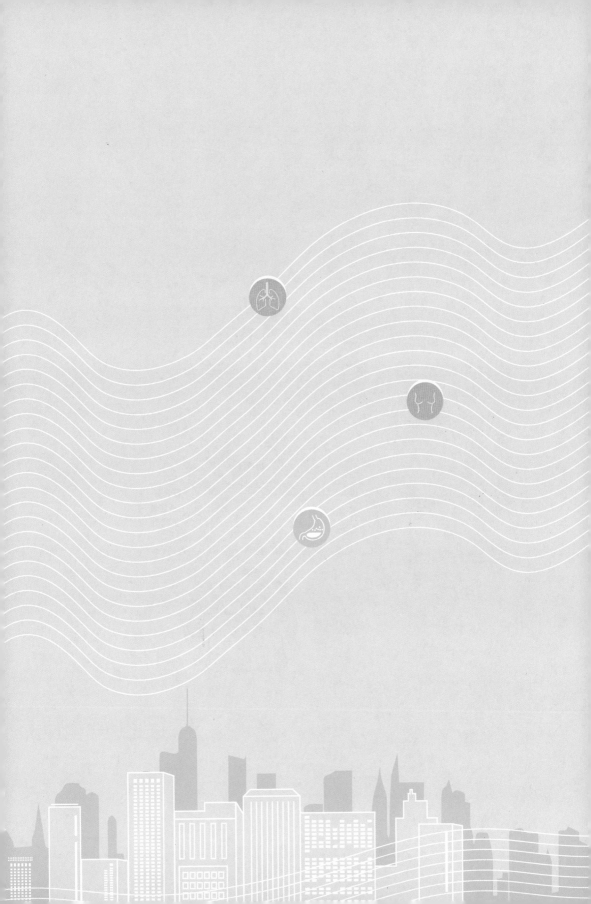

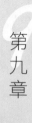

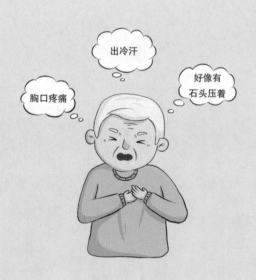

第九章

人与血管同寿

第一节　危及生命的第一"杀手"

　　说到人类健康的第一杀手，人们可能马上会想到癌症，其实不然。目前，心血管疾病已成为全世界人群死亡的首要原因，其死亡患者例数占全球总死亡病例的32%。在我国，随着人口老龄化和社会城镇化步伐的加快，心血管疾病的发病率持续上升，成为威胁我国居民生命和健康的重大公共卫生问题。

　　我国心血管疾病每年导致的死亡人数超过400万，占总死亡人数的40%以上，也是导致伤残和影响寿命的重要原因。我国现有心血管疾病患者约2.9亿，脑卒中和冠心病分列我国单病种死亡的第一位和第二位。随着我国人口老龄化和心血管疾病危险因素水平的上升，心血管疾病的发病率和死亡率还在持续升高，而且心血管疾病致残率高、复发率高、并发症多，是人们尤其是老年人健康的最大威胁。心血管疾病由于病情迁延，治疗复杂，也是诊疗费用昂贵的疾病之一，给社会和家庭均带来了极大的负担。

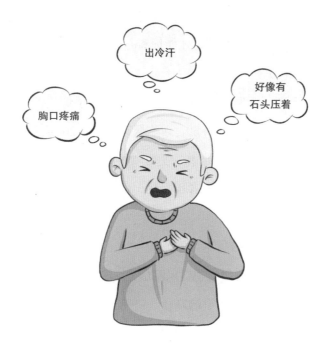

　　近年来，不少名人因心肌梗死猝死的消息让大家震惊和惋惜，他们中有科学家、企业家、演员、运动员等。平时看上去健康又充满活力，有的人甚至还热爱养生，坚持锻炼，为什么还会发生心血管事件呢？您的心血管健康吗？应该怎么评估？怎样把心血管疾病的风险降到最低呢？我们一起来了解。

第二节　您的心血管健康吗

一、认识心血管病的主要危险因素

　　俗话说"有因才有果"，心血管病的发生与一些危险因素密切相关。高血压、血脂异常、糖尿病以及肥胖、吸烟、缺乏体力活动、不健康饮食习惯等，都是心血管病主要的危险因素。管理控制好这些危险因素是预防心血管疾病的重要基础。这些危险因素都很常见，只有充分认识它们的危害，增强心血管健康意识，强化生活方式管理，才能远离心血管疾病。

1. 您是烟民吗？

　　我国目前有3.16亿人吸烟，同时有7.4亿人受二手烟危害。吸烟和二手烟暴露是心血管疾病的主要危险因素。烟草烟雾中含有200余种有毒有害物质，不仅能致癌，而且损害心血管健康。吸烟可导致动脉粥样硬化、斑块不稳定和血栓形成，造成心血管疾病患者年轻化，使首次发生心肌梗死的时间提前10年。

　　吸烟也是猝死最重要的危险因素。60岁以上吸烟者冠心病相对风险增加2倍，而50岁以下吸烟者冠心病相对风险增加5倍。吸烟使缺血性脑卒中的相对风险增加90%。同时吸烟还影响降压、降脂药物的疗效，降低冠心病的治疗效果。

2．您的体重超标吗？

超重与肥胖的界定，一看体重指数，二看腰围。体重指数（BMI）＝体重（kg）÷身高（m）^{2}，通常反映全身的肥胖程度。我国成人BMI≥28.0kg/m^{2}为肥胖，24kg/m^2≤BMI＜28.0kg/m^{2}为超重。

腰围指水平站立位，脐上1厘米处水平面腹部周径的大小。腰围能反映腹部脂肪的堆积情况，体脂储藏在腹部比皮下更危险，更容易患心血管疾病。我国成人腰围的正常范围是男性＜85厘米，女性＜80厘米。当85厘米≤男性腰围＜90厘米、80厘米≤女性腰围＜85厘米就属于中心性肥胖前期。当腰围男性≥90厘米、女性腰围≥85厘米就是中心性肥胖。

超重和肥胖人群通常伴有高血压、高血脂和高血糖，是心血管疾病发病和死亡的重要危险因素。《中国居民营养与慢性病状况报告》（2020年）显示，我国城乡各年龄段居民超重和肥胖率持续上升，18岁及以上居民超重率和肥胖率分别为34.3%和16.4%，中心性肥胖患病率同样处于较高水平。

超重和肥胖与高血压患病率密切相关，随着BMI的增加，血压逐渐升高。BMI每增加一个单位，冠心病的发生风险增加3%～5%。与正常体重者相比，超重和肥胖者冠心病的发生风险分别增加了13%和39%；BMI≥30kg/m^{2}者发生脑卒中的风险增加了14%。

3．您的血脂正常吗？

血脂异常是动脉粥样硬化发生的重要基础。主要血脂参数包括：①总胆固醇（TC）；②低密度脂蛋白胆固醇（LDL-C）；③高密度脂蛋白（HDL-C）；④非高密度脂蛋白（由①减去③计算得出）；⑤甘油三酯（TG）。

我国人群的血脂理想水平、合适水平与异常分层标准见表9-1。

表9-1 中国人群血脂理想水平、合适水平和异常分层标准［mmol/L（mg/dl）］

	总胆固醇（TC）	低密度脂蛋白胆固醇（LDL-C）	高密度脂蛋白胆固醇（HDL-C）	非高密度脂蛋白胆固醇（非HDL-C）	甘油三酯（TG）
理想水平		＜2.6（100）		＜3.4（130）	
合适水平	＜5.2（200）	＜3.4（130）		＜4.1（160）	＜1.7（150）
边缘升高	≥5.2（200）且＜6.2（240）	≥3.4（130）且＜4.1（160）		≥4.1（160）且＜4.9（190）	≥1.7（150）且＜2.3（200）
升高	≥6.2（240）	≥4.1（160）		≥4.9（190）	≥2.3（200）
降低			＜1.0（40）		

注：该表各切点适用于动脉粥样硬化性心血管病一级预防人群。

近年来我国人群血脂水平呈现明显上升趋势，尤其是胆固醇。总胆固醇升高与冠心病发病和死亡密切相关，若同时伴有高血压等危险因素，则冠心病风险显著升高。研究显示，低密度脂蛋白胆固醇水平与动脉粥样硬化性心血管疾病风险密切相关，低密度脂蛋白胆固醇水平越低，未来20年动脉粥样硬化性心血管病风险也越低，反之则越高。

4. 您是糖尿病患者吗？

（1）目前我国使用的糖尿病诊断标准见表9-2。

表9-2 糖尿病和糖尿病前期诊断标准

项目	糖尿病标准值/mmol/L	糖尿病前期标准值/mmol/L
空腹血糖	≥7.0	6.1～＜7.0
餐后2小时血糖	≥11.1	7.8～＜11.1
有典型糖尿病症状者的随机血糖	≥11.1	无推荐值

（2）糖尿病患者容易患心血管疾病：近年来，由于我国居民生活方式改变及人口老龄化加剧，成人糖尿病患病率呈快速上升趋势。我国目前约有糖尿病患者1.14亿，是1980年的5倍，糖尿病患者数居全球第一。

糖尿病不仅是心血管疾病的独立危险因素，而且糖尿病患者一旦发生动脉粥样硬化性心血管疾病，其病变复杂，预后差。我国不仅糖尿病患病率高，而且知晓率和治疗率较低，在接受治疗的糖尿病患者中，血糖控制达标的不到一半。糖尿病与动脉粥样硬化性心血管疾病关系十分密切，糖尿病患者发生心血管疾病死亡、冠心病、缺血性脑卒中的风险高出2倍。即使没有糖尿病，随着空腹血糖水平的升高，与空腹血糖5.00～5.50mmol/L的人相比，空腹血糖5.60～6.09mmol/L、6.10～6.99mmol/L人群冠心病发生风险也分别增加1.11倍和1.17倍。

5．您有高血压吗?

（1）高血压的诊断标准：在未使用降压药物的情况下，非同日3次测量诊室血压，收缩压≥140mmHg和/或舒张压≥90mmHg，可诊断为高血压。

（2）高血压是我国心血管疾病的主要危险因素：我国高血压患者群庞大，成年居民高血压患病率为27.9%，但知晓率、治疗率和控制率仍然很低。除遗传因素、年龄外，高血压与不良生活方式，如高钠低钾膳食，饮酒，超重和肥胖，精神紧张，缺乏体力活动等密切相关。血压水平与心脑血管疾病发病和死亡风险存在密切的因果关系，收缩压每升高20mmHg或舒张压每升高10mmHg，心脑血管疾病发生风险成倍增加。高血压也是心房颤动发生的重要原因。

6．您日常的膳食健康吗?

不健康膳食是心血管疾病的危险因素，可使心血管疾病发病风险增加13%～38%，保持健康膳食是防治心血管疾病的关键手段之一。我国居民不健康膳食主要表现为"一少两多"。

（1）蔬菜、水果摄入少：蔬菜、水果可提供丰富的微量营养素、膳食纤维等，可降低脑卒中、冠心病患病风险及心血管疾病死亡风险。蔬菜食用量过少导致的疾病负担中，约85%都是心血管疾病。每人每天每减少80克蔬菜摄入量，心血管疾病死亡风险就上升4%～11%。与每天水果摄入量高于320

克的人群相比，每天水果摄入量低于120克的人群缺血性心脏病发生风险上升21%。

（2）盐吃得过多：高盐摄入是公认的高血压危险因素。每日钠摄入量增加2克，收缩压和舒张压分别升高2mmHg和1.2mmHg，而50岁以上人群对食盐摄入量的变化更敏感。

（3）高饱和脂肪酸和反式脂肪酸摄入过多：大量证据表明，过高的饱和脂肪酸摄入会增加血脂异常、肥胖、动脉粥样硬化及冠心病的发生风险。反式脂肪酸摄入越多，冠心病死亡风险越高，反式脂肪酸摄入过量可使冠心病发生风险大大增加。

饱和脂肪酸含量高的食物包括畜禽类的肥肉及油脂、棕榈油、黄油、奶油等。常见的反式脂肪酸包括代可可脂、植物奶油、起酥油、人造奶油、人造黄油、植脂末等，常见于油炸食品、方便面、奶茶、奶油蛋糕、沙拉酱、曲奇饼干、冰激凌、膨化食品等人们喜爱的食品中。

7. 您每天的身体活动量够吗？

2014年国民体质监测结果显示，约1/3的成年人身体活动不足，20～59岁人群身体活动达标率（每周中等强度锻炼150分钟或高强度锻炼75分钟）仅为22.8%。

身体活动不足是心血管疾病的独立危险因素，与久坐不动工作方式的人群相比，从事体力劳动的人群患冠心病的可能性更低，即使发病，其发病时间亦相对较晚，病情也较轻。同时，身体活动不足也会影响心血管疾病的康复。研究发现，运动能够延缓动脉粥样硬化进展，降低急性缺血性冠状动脉事件的发生率和住院率，使冠心病患者5年病死率减少21%～34%。

8. 您喝酒多吗？

我国成年人饮酒率为30.5%。2018年世界卫生组织明确指出饮酒没有"安全值"，无论多少，只要饮酒即可对健康产生不良影响。

您知道什么是过量饮酒，什么是有害饮酒吗？

日均酒精摄入量，男性≥25克，女性≥15克就属于过量饮酒；日均酒精摄入量男性≥61克，女性≥41克就是有害饮酒。每年因长期过量饮酒和偶尔大量饮酒导致死亡的人不在少数。过量饮酒会增加高血压、心房颤动及出血性脑卒中的发病和死亡风险。在长期大量饮酒的人群中，酒精性心肌病的发病率为23%～40%。对甘油三酯高的人而言，即使少量饮酒，也会导致甘油三酯水平进一步升高。

曾有研究提示适量饮酒可以减少动脉粥样硬化和心血管不良事件的发生，使不少人认为适量饮酒对心血管有益，并提倡每日少量饮酒。其实，目前的绝大多数研究仍认为饮酒不利于健康，长期少量饮酒没有预防心血管疾病的作用。

在了解了这些危险因素及他们的危害后，我们还需要了解怎样自我评估心血管疾病的风险。心血管疾病风险评估、风险分层，也是预防心血管疾病的重要基础。

二、如何评估心血管疾病风险

刘先生是一位55岁的男性，他在拿到体检结果后，想了解自己的心血管疾病风险高不高，怎样评估呢？其实也很简单，下面我们就用这个例子，给大家介绍下用什么工具、需要用到哪些指标，怎样来看评估的结果。

1．评估工具

目前采用针对中国人群的风险预测工具——China-PAR模型，它能评估未来发生动脉粥样硬化性心血管疾病的风险。该评估模型需采集的指标包括性别，年龄，现居住地（城市或农村），地域（北方或南方，以长江为界），腰围，总胆固醇，高密度脂蛋白胆固醇，当前血压水平，是否服用降压药，是否患有糖尿病，现在是否吸烟，是否有心血管疾病家族史。

我们可以利用网站（http：//www.cvdrisk.com.cn/ASCVD/Eval）或"心脑

血管风险"手机App，通过输入个人信息和上述需要采集的指标结果，进行自身心血管疾病风险评估，十分便捷。

2．评估实例

以刘先生为例，男性，55岁，居住在北京，体检结果显示：腰围85厘米，总胆固醇5.3mmol/L，高密度脂蛋白胆固醇1.01mmol/L，当前血压139/78mmHg，没有服用降压药，吸烟，无糖尿病，无心脑血管病家族史。应用"心脑血管风险"手机App，录入上述结果后，计算出他心血管疾病10年发病风险为9.6%，心血管疾病终生发病风险为33.4%。看到这里，您是否也想知道自己的结果呢？打开网站或App，录入自己的数据，很快就可以看到评估结果。

3．评估结果的解读

心血管疾病总体风险是根据多个心血管疾病危险因素的水平和组合来评估个体在未来一段时间内发生心血管疾病的概率，可分为短期风险和长期风险。其中短期风险一般指10年风险，长期风险一般指15～30年以上或终生风险。

如心血管疾病10年风险≥10.0%，视为心血管病高危，10年风险为5.0%～9.9%视为中危，＜5.0%为低危。有些人，如年纪较轻或者危险因素水平轻度升高的，仅评估10年风险还不够。对于年龄20～59岁且10年风险中、低危的个体，还应进行心血管疾病终生风险评估。

终生风险指从目前生存到85岁时发生心血管疾病的风险，终生风险＜32.8%，视为终生风险低危；终生风险≥32.8%，视为终生风险高危。结合刘先生的结果，虽然心血管疾病10年发病风险为中危，但心血管疾病终生发病风险为高危。如果他不控制危险因素，那么未来发生心血管疾病的可能性还是比较大的。如果他把危险因素控制在理想状态，如能戒烟，总胆固醇＜5.18mmol/L，高密度脂蛋白胆固醇＞1.04mmol/L，血压＜120/80mmHg，我们再用这个工具计算一下，他的心脑血管疾病10年发病风险将＜4.7%，终生发病风险将＜18.2%，均降为低风险。

这个评估工具不仅能告诉您未来心血管疾病的发病风险，还能对比出控制危险因素之后，发病风险降低的程度，让人一目了然，使您充分理解戒烟、控制血压、胆固醇、腰围等的重要意义。

第三节 教您改善心血管健康

都说"人与血管同寿"，预防心血管疾病，改善心血管健康，能延缓衰老，那我们该怎么做呢？

一、改善不健康的生活方式

健康的生活方式是预防心血管疾病的重要基础，需要做到以下几点。

（一）平衡膳食

健康的饮食是心血管病预防的基本措施。平衡膳食不但能够满足人体正常的营养需要，还能够预防疾病、促进健康。

1. 保持食物多样和能量平衡

首先要做到食物多样，每天的膳食应包括谷薯类、蔬菜、水果类、畜禽鱼蛋奶类、大豆坚果类等食物。平均每天摄入12种以上食物，每周25种以上。同时注意每餐食不过量，控制总能量摄入，吃了还要运动，吃动要平衡。

2. 减盐减糖

建议日常生活中应注意控制烹调时和餐桌上的用盐量，逐渐降到世界卫生组织（钠盐5克/天）或中国营养学会（钠盐6克/天）的推荐量。尤其是血压升高的人更应限制每日食盐摄入量＜5克。除减少烹饪添加食盐外，还要减少使用含钠的调味品（如酱油、味精、鱼露等），少吃加工类食物（如糕点、火腿、罐头等）。同时我国成年人膳食钾摄入不足，可多食用富含钾的食物，尤其是新鲜的蔬菜（菠菜、韭菜、西红柿、马铃薯、山药等）、水果和菌类等，还可以选择低钠盐，以达到限盐补钾的双重作用。还要控制添加糖的摄入量，每天不超过50克，最好控制在25克以下。

3．每天食谷薯，粗细要搭配

谷薯类食物含有丰富的碳水化合物、矿物质、B族维生素、膳食纤维等，建议一般成年人每天摄入谷类食物200～300克，其中包含全谷物和杂豆类50～150克，薯类50～100克。大米与糙米、杂粮（如小米、玉米和燕麦等）及杂豆（如红小豆、绿豆和芸豆等）搭配食用。

4．餐餐有蔬菜，天天吃水果

《中国居民膳食指南》建议每天摄入300～500克蔬菜，深色蔬菜应占1/2，每天摄入200～350克新鲜水果，不能用果汁代替鲜果。

5．每周要吃鱼，煮蒸莫油炸

鱼类的ω-3脂肪酸对心血管具有保护作用，鱼肉还富含优质蛋白质，且饱和脂肪含量较低，《中国居民膳食指南》推荐每周吃鱼300～525克，采用煮、蒸等非油炸烹调方法，减少营养素的丢失。

6．豆类、豆制品及坚果类不可少

豆类中含有丰富的蛋白质、纤维素、钾、钙等，大豆蛋白还有降血压的作用。推荐经常食用豆制品，成人每天摄入大豆25克（相当于豆腐150克，或豆腐干45～50克）。坚果富含脂类（包含多不饱和脂肪酸）、蛋白质、矿物质等营养素。研究显示适量摄入坚果有助于降低冠心病和脑卒中的发病风险及全因死亡风险，目前，建议每周适量食用坚果50～70克。

7．脂肪要控制

（1）猪牛羊肉（红肉）相对于禽类和鱼肉（白肉）的脂肪含量较高，且多为饱和脂肪酸。饱和脂肪酸被认为与动脉粥样硬化形成有关。《中国居民膳食指南》建议，红肉每天摄入要控制，应少于75克。

（2）推荐食用富含不饱和脂肪酸的食用油：茶油、橄榄油、菜籽油中含单不饱和脂肪酸，葵花籽油、玉米油和豆油、鱼肉和鱼油中含多不饱和脂肪酸——亚油酸、亚麻酸、花生四烯酸等。食用油摄入推荐每人每天不超过20克（约2瓷勺），应选择多品种食用油并经常调换着吃。

8．膳食胆固醇——鸡蛋一周该吃几个？

膳食胆固醇主要来源于肥肉、鸡蛋、内脏等动物性食物。很多人都有每天吃鸡蛋的习惯，但对摄入胆固醇含量较高的蛋黄有很多顾虑，尤其是胆固醇增高的患者。蛋黄中含有很多人体需要的营养物质，如卵磷脂、叶黄素、维生素和微量元素等，适当摄入是对人体有益的。

为预防心血管疾病，建议一般成年人每周摄入鸡蛋3～6个，如果摄入动物内脏、红肉等其他含胆固醇较高的食物，则应减少鸡蛋的摄入量。对高胆固醇血症和心血管疾病高危人群，建议每日膳食胆固醇摄入小于300毫克，一个鸡蛋黄的胆固醇含量大约在250毫克。其实对于血脂增高的人群，蛋黄不是绝对禁忌的，控制摄入量才是关键。

9．奶类等乳制品每天要有

奶类等乳制品是钙和蛋白质的重要来源。有研究结果显示，每天饮用牛奶可降低心血管疾病发病和死亡风险。建议摄入不同种类的奶制品，如牛奶、酸奶、中老年奶粉等，《中国老年人膳食指南》推荐每日饮用300～400毫升牛奶或蛋白含量相当的奶制品。对于80岁及以上的老年人，建议每日饮用300～500毫升液态奶。

10．平衡膳食的总体建议

应注意日常饮食中食物品种的多样性，多吃蔬菜、水果、奶类、大豆等，适量吃动物性食物，控制盐、油、糖的摄入量。我国9.3万人的研究随访发现，保持5个膳食习惯（蔬菜水果≥500克/天、鱼≥200克/周、豆制品≥125克/天、红肉<75克/天、茶≥50克/月）中任意2个及以上，可预防成年人5.1%的心血管疾病发病。

（二）增加身体活动

增加身体活动益处多，短期即可减轻焦虑情绪、改善睡眠、降低血压等。长期坚持规律的身体活动还可以改善心肺功能、增加肌肉强度，并能减少20%～30%的全因死亡和心血管病死亡。

1．怎么增加身体活动呢？

基本目标是增加运动、减少久坐。每个人可根据自身情况选择适当的身体活动类型，最好能与日常生活方式相结合（如徒步、骑自行车等），以便于长期坚持。

运动量推荐：成年人每天进行至少30分钟中等强度的身体活动，每周进行5天；或每天进行15分钟，每周5天高强度的身体活动；或两者的组合，每阶段的运动至少持续10分钟。若想获得更多的健康益处，推荐健康成年人增加有氧运动，达到每周300分钟中等强度或150分钟高强度有氧身体活动，或相等量的两种强度活动的组合。

对于65岁及以上老年人，如因健康状况不能达到所推荐的身体活动水平，也应尽可能在身体条件允许的情况下，坚持活动，可选择瑜伽、太极拳、广场舞等，以增加心肺适应性，避免久坐不动。

2．怎么知道运动强度是中等强度，还是高强度呢？

可根据最大心率百分比法进行估算。最大心率＝220-年龄（岁），中等强度的心率范围一般在最大心率的60%～75%。如一位50岁的中年人，进行中等强度运动时，心率范围在102～128次/分，超过此心率范围属高强度运动。

对普通锻炼者来说，最高心率的60%～85%是适宜的运动心率范围。常见的有氧身体活动类型及推荐量见表9-3。

表9-3　常见有氧身体活动类型及推荐量

身体活动分类	身体活动形式	推荐量
中等强度	步行（速度不超过每小时6.4千米）；舞蹈（社交舞、广场舞等）；家居活动（如整理床铺、搬桌椅、拖地、手洗衣服等）	每周150分钟，如身体条件允许，可逐步增加至每周300分钟
高强度	健步走或跑步（速度不超过每小时8千米）；跳绳、游泳、打篮球、爬山	每周75分钟，如身体条件允许，可逐步增至每周150分钟

（三）戒烟

吸烟的人无论何时戒烟都会获益，而且越早戒烟，获益越多。戒烟5年后心血管疾病风险可恢复正常水平。吸烟者应把戒烟作为生活方式改善的重要目标。如果戒烟困难，可及时寻求医生的帮助。许多医院都设有戒烟门诊，医生会帮助提高戒烟意愿，评估依赖程度并给予戒烟帮助。同时建议邀请家人、朋友参与戒烟计划，建立一个良性的支持环境，提高戒烟的成功率。

（四）限制饮酒

1. 最新研究认为，饮酒不存在安全量，不饮酒的健康风险是最低的，不建议不饮酒者通过少量饮酒预防心血管疾病。

2. 对于饮酒者应限制每天酒精摄入量：成年男性少于25克，成年女性少于15克；或酒精摄入量每周不超过100克。酒精摄入量的计算公式为：饮酒量（毫升）×酒精含量（%，V/V）/100×0.8（克/毫升）。例如，饮用白酒1两（50毫升），酒瓶标示的酒精含量为52度（52%，V/V），实际酒精摄入量为50（ml）×52/100×0.8（克/毫升）＝20.8克酒精。

3. 对于糖尿病患者不推荐饮酒，肝肾功能不良、高血压、心房颤动、怀孕者不应饮酒。

（五）控制体重

1. 推荐体重指数应保持在正常范围（18kg/m² ≤ BMI < 24kg/m²），超重

和肥胖者应该尽量减重，争取达到正常范围，并控制高血压、血脂异常、糖尿病等其他危险因素，降低心血管病风险。

2. 超重肥胖的人，应根据自身情况进行综合干预和治疗。干预原则包括改变生活方式，饮食控制、增加运动，健康教育及心理治疗。推荐将每周150分钟以上中等强度有氧运动作为初始减重措施，每周200～300分钟高强度身体活动用于维持体重、减少反弹。热量摄入，男性宜控制在1500～1800千卡/天，女性则为1200～1500千卡/天。如果采取上述原则干预6个月，减重仍无效，可考虑用药物辅助治疗。

（六）维护心血管健康，重点关注这7条

防控心血管疾病，需努力做到以下7条。其中4条属于生活方式，分别是不吸烟、合理膳食、控制体重（体重指数小于25.0kg/m²）、增加身体活动（每周至少150分钟中等强度或75分钟高强度身体活动，或二者兼有）；如果能够做到这4条，可以减少17%的心血管疾病发病。

另外3条，属于健康指标，分别是血压、总胆固醇、空腹血糖达到理想水平。研究表明，如果这7条全都做到，我国成年人能够减少62.1%的心血疾管发病率，很多人就能远离心血管疾病。

二、血压、血糖、血脂异常的管理

管理控制好血压、血糖、血脂，对于预防心血管疾病特别重要。

（一）血压的管理

1. 血压控制到什么程度合适？

一般高血压患者血压应控制在＜140/90mmHg（如能耐受，可进一步控制在＜130/80mmHg）；糖尿病患者血压控制在＜130/80mmHg；65～79岁高血压患者如可耐受，血压应控制在＜140/90mmHg；80岁以上的老人血压应控制

在 ＜ 150/90mmHg。

2．高血压患者首先要生活方式干预

对于血压水平高于130/80mmHg的个体，建议开始生活方式干预。主要措施包括减少钠盐摄入、控制体重、增加身体活动、戒烟限酒、减轻精神压力、保持心理平衡；高血压伴同型半胱氨酸升高者多吃新鲜蔬菜水果，必要时补充叶酸。

3．高血压的药物治疗原则和注意事项

在改变不良生活方式的基础上，应小剂量起始、尽量选择长效药物、联合使用不同作用机制的药物和个体化治疗。在高血压的治疗过程中应该注意以下几点。

（1）不擅自用药，或听亲戚朋友推荐，适合别人的药物不一定适合自己。

（2）治疗过程中不能操之过急，尤其是老年患者，随意加大药物剂量，血压降得太快或过低，可能引起头晕、乏力，甚至缺血性脑卒中等意外。

（3）忌不测量血压，仅根据症状、凭感觉，判断吃不吃药。有些患者没症状就不吃药，觉得头晕、头痛了才吃药，这样间断服药，不仅不能使血压稳定，还可能加重病情的发展，没有症状不等于没有危害。正确的做法应该是坚持服药，按时测量血压，定期复查，根据血压的情况及时调整治疗。

（二）血脂的管理

1．血脂控制目标和原则

降低低密度脂蛋白胆固醇（LDL-C）水平是防控心血管病的首要干预靶目标，应根据个体心血管疾病风险，决定是否启动药物治疗。

2．降脂目标值

不同危险人群需要达到的LDL-C目标值不同。40岁以上糖尿病患者LDL-C ＜ 2.6mmol/L，或降低幅度 ≥ 50%；高危个体LDL-C ＜ 2.6mmol/L，或降低幅度 ≥ 50%；中危和低危个体LDL-C ＜ 3.4mmol/L，或降低幅度 ≥ 30%。

3．调脂治疗基本原则

治疗性生活方式改变是调脂治疗的基础，包括合理膳食，控制体重，戒烟限酒，坚持规律的中等及以上强度的运动。药物治疗首选中等强度他汀类药物，需长期坚持，如不能达标可考虑联合用药。

4．服药注意事项

（1）他汀类降脂药应每晚睡前服药。

（2）降脂药是否可以停药，应根据服用降脂药的目的来决定：如果患者仅是因为代谢紊乱造成的高脂血症，服用降脂药后血脂恢复正常，可以考虑减量，有的甚至可以停药，依靠生活方式的改变、饮食调理来改善脂代谢水平，保持血脂的稳定。对于已患有心脑血管疾病的人群，服用降脂药的目的不仅是为了降低血脂，而是为了控制动脉粥样硬化性疾病的进展，稳定血管中的斑块。此时"血脂达标"并不是唯一的治疗标准，这类患者往往需要长期服药，甚至终身服药。对于这类患者来说，不能因化验单的血脂结果正常而随意停药。

（3）正确看待药物的副作用：很多患者不愿服用降脂药，是因为担心药物的副作用，如认为降脂药"伤肝"。虽然我们不回避任何药物都可能有不同程度的副作用，但是不能忽视它的治疗作用。疾病本身造成的不良影响远远大于药物的副作用，也因此医生才会选择药物治疗。目前临床上使用的降脂药物总体上是安全的，副作用的发生率低，不能因噎废食。

（4）定期复查，监测临床指标：首次服用调脂药物的患者，应在用药6周内复查血脂及肝转氨酶和肌酸激酶，如血脂未达标且无药物不良反应者，每3个月检测1次。如血脂达标且无药物不良反应，逐步改为每6～12个月复查1次。如治疗3～6个月后血脂未达标，则需调整调脂药物剂量或种类，或联用不同作用机制的调脂药治疗。每当调整调脂药物种类或剂量时，都应在治疗6周内进行复查。

（5）常见误区：很多人认为，既然血脂高危害这么多，那么干脆选择素食，认为这样就可以预防心血管疾病，其实这是很常见的误区。我们体内的胆固醇，只有少部分是通过饮食摄入的，大部分是自身合成的，并且摄入量过少，反而刺激肝脏合成胆固醇的功能更加活跃，这也是为什么有些人长期素食，看上去很瘦，胆固醇水平却居高不下的原因。而且长期素食的人群，体内容易缺乏蛋白质、铁、锌、钙、维生素B_{12}等营养素，更易出现贫血、骨质疏松等疾病。同时，缺乏维生素B_{12}导致的同型半胱氨酸水平升高，也是心血管疾病的危险因素之一。因此，并不是吃素就可以预防心血管疾病，平衡膳食以及对各种危险因素进行综合管理才是最有效的手段。

（三）血糖的管理

1．管理目标

应分层管理，对于新诊断、中青年、无并发症或未合并心血疾管病的2型糖尿病患者，糖化血红蛋白（HbA1c）控制目标＜6.5%；对于病程较长、老年、有严重低血糖史、有显著的微血管或大血管并发症的2型糖尿病患者，应采取相对宽松的目标，即HbA1c＜8.0%。

2．治疗原则

持续的饮食控制和运动是预防和控制2型糖尿病的基本措施，应贯穿糖尿病治疗的始终。通过生活方式等干预措施不能使血糖控制达标时，应及时采用药物治疗。

3．使用降糖药物的注意事项

（1）用药后同样不能放松生活方式管理，可以说饮食、运动和药物治疗构成了糖尿病治疗的"三驾马车"。部分患者在用药后放松了饮食控制，造成血糖控制不满意。

（2）市场上降糖药物种类繁多，医生会结合糖尿病的发病年龄、病程、体重以及其他疾病的病史等因素综合考虑，不同的患者需采用不同类型的降糖药物。患者应在医生的指导下用药，不能自己随意选择，更不能相信所谓的偏方。

（3）糖尿病是一种慢性代谢性疾病，目前还没有根治的方法，良好的血糖控制和维持，需要长期坚持治疗。部分患者往往看到自己的血糖改善后马上就放松了警惕，甚至停药，这是不对的。血糖达标后仍应维持原有的治疗，以保持血糖的稳定。

（4）日常的饮食、运动、用药等记录非常重要。血糖能否控制满意，影响因素很多，包括吃饭的时间、摄入量、食物种类，进餐次数，运动的时间、方式、程度、降糖药的种类和剂量、近期的特殊情况是否对血糖有影响等。治疗过程中这些记录得越详细，就越能体现疾病的真实状况，对调整药物和指导生活方式的改善会很有帮助。建议糖尿病患者尽可能做好记录，为医生调整治疗方案提供可靠的依据。

（潘伟琪　胡　荣）

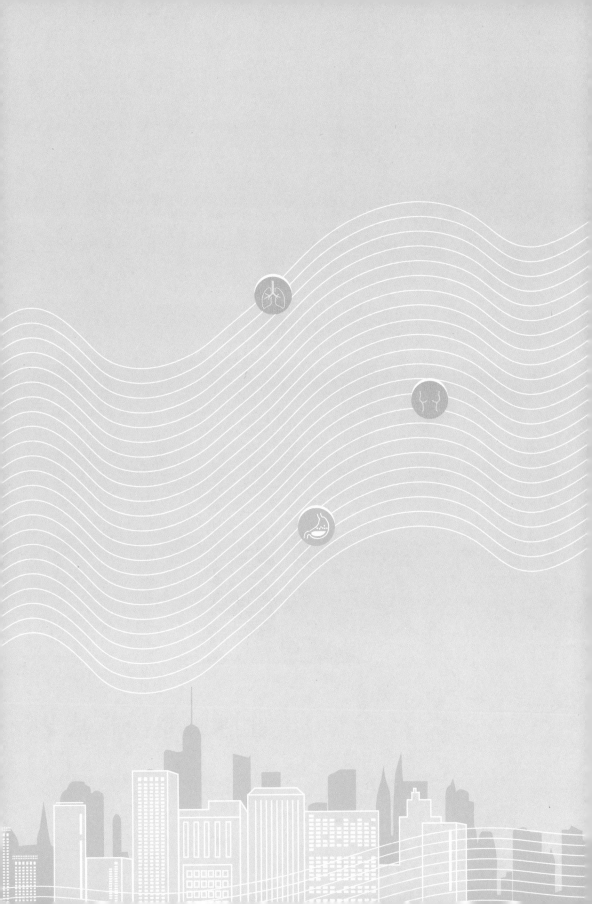

10 第十章

让呼吸系统慢点老

每年一到冬季，呼吸科就会爆满，而且主要以老年人为多，其中68岁的老黄就是一位老病号，刚开始他一到冬天就咳嗽、咳痰，但并没有引起重视。直到5年前，他感觉体力大不如前，爬一层楼都觉得气喘，这才来医院就诊，做了肺功能等检查，诊断为慢性阻塞性肺疾病。这种病在我国有接近1亿的患者，是我国居民第3位死因。此外还有肺炎、肺癌等呼吸系统疾病，它们都是通往健康长寿路上的"拦路虎"，下面我们就一起来了解一下，如何防患于未然。

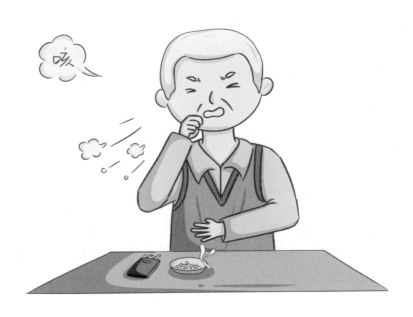

第一节　威胁老年健康的呼吸系统疾病

新型冠状病毒感染大流行时期，相信我们每个人对呼吸健康都有了更深的体会。呼吸系统疾病是老年人最频繁发生的疾病，也是影响老年人健康的最重要因素之一。一项关于我国2011—2015年居民住院疾病谱的研究分析显示，我国居民住院人次最多的疾病就是呼吸系统疾病，住院人数增长最快的也是呼吸系统疾病。

以慢性支气管炎、慢性阻塞性肺疾病（以下简称"慢阻肺"）、支气管哮喘（以下简称"哮喘"）和肺癌等为代表的慢性呼吸系统疾病具有发病率高、致残率高、病死率高、病程长、治疗成本高等特点，在城市居民的死亡率排名中居第3位，而在农村则位居首位。社区获得性肺炎是全球第六大死因，我国一项研究结果显示，16 585例住院的肺炎患者中，超过65岁的人占比28.7%，远高于青壮年（9.2%）。肺炎的死亡率也是随着年龄的增长不断攀升，特别是对于超过80岁的高龄老人是第一位的死因。

吸烟是慢性呼吸系统疾病最常见的危险因素，烟草燃烧的烟雾中含有较多的焦油、尼古丁等有害物质，导致支气管、肺组织炎症和损伤，还可导致肺气肿。吸烟还影响呼吸系统的防御功能，抑制机体细胞免疫，增加感染风险。吸烟越多、吸烟时间越长、开始吸烟的年龄越早，危害就越大，后果也越严重。

除吸烟这一"劲敌"外，环境污染加重、生活方式的改变，也是老年人呼吸系统疾病高发的常见危险因素。我们的呼吸系统与外界环境接触最为频繁，而且接触面积大。健康成年人在安静的状态下，每天经呼吸道进出肺部的空气约有1万升，而活动后更是成倍增加。外界环境中的微生物、过敏原、粉尘及有害气体等吸入呼吸道、肺部，都可导致呼吸系统疾病。

空气污染的加剧，工业废气、汽车尾气排放的增加，空调机的真菌、都市绿化的某些花粉孢子的散布，不良的室外环境等都容易引发呼吸系统疾病。室内由于地毯、窗帘的广泛应用，使室内螨虫数量增多，毛类宠物的饲养，导致动物毛变应原增多，这些环境因素的变化，导致呼吸系统患病率仍在上升。

随着年龄的增长，老年人的免疫力降低，抗感染、抗肿瘤的功能下降；鼻黏膜萎缩，鼻毛减少，支气管分泌物增多且黏稠，细菌更容易繁殖；另外，老年人常伴有多脏器功能的衰退，如吞咽功能减退，口咽分泌物易误吸到气管内，这也是引起肺部感染的主要途径，以上这些都使得老年人更容易患上呼吸系统疾病。因此，维护老年人的呼吸健康，预防呼吸系统疾病就显得尤为重要。

需要特别注意的是，老年人呼吸系统疾病症状多不典型，易延误诊断。如老年人的支气管肺炎或者肺炎往往没有明显的咳嗽、咳痰、呼吸困难等症状，而是只表现为乏力、精神萎靡、厌食纳呆等。同时，老年人合并症也比较多，一种病的症状可能被另一种病所掩盖。如慢性支气管炎的患者，并发肺癌时，由于之前就有咳嗽、咯痰，故早期肺癌所表现出来的刺激性干咳、痰中带血丝等常被忽视，等到出现明显胸痛、气短、消瘦，进一步就医时，常已进入晚期，失去了最佳的治疗时机。

因此，当老年人出现了乏力、精神萎靡、食欲减退等症状，或出现消瘦、活动后气短、呼吸困难、慢性咳嗽、咳痰、胸痛、咯血等症状时，一定要及时到医院就诊，以免贻误病情。

第二节　预测长寿的指标——肺活量

63岁的黄阿姨咳嗽3个月了，先后吃了多种消炎药及镇咳药，仍不见好，她去呼吸科就诊，医生建议做个肺功能检查，以进一步明确咳嗽病因。那什么是肺功能检查呢？

我们的肺具有呼吸、防御、代谢等多种功能，而人们常说的肺功能指肺的呼吸功能。医学上常用的检查包括肺容积检查（肺活量）、肺量计检查、支气管激发试验、支气管舒张试验、肺弥散功能检查等。肺功能检查是医生诊断呼吸系统疾病、评估严重程度及治疗效果的重要检查手段之一。

肺活量的测定简便易行，可重复性好，是评价肺功能的最常用参数之一，指在不限时间的情况下，一次最大吸气后再尽最大能力所呼出的气体量，它能够反映一个人的心肺功能。肺活量大的人，身体供氧能力更强，吸气、吐气能力强，说话声音洪亮，就连唱歌也更好听，是健康的一个表现。

肺活量受年龄、性别、身高、体表面积等因素的影响。肺活量在20岁左右达高峰并相对稳定一段时间，其后随着年龄增大，肺弹性减退，肺活量以每年25～30毫升的速度减少，40岁以后以每年80毫升的速度减少。在成年人中，正常男性肺活量的平均值是4000毫升左右，女性的平均值是3000毫升左右，但也不是绝对的，不同的人差别较大，如经常运动的人和重体力劳动者的肺活量相对要高一些，而营养不良的人肺活量会减小，营养过剩导致肥胖者，肺活量也会减少。

仅测量肺活量的大小对肺功能的评价是远远不够的，还需要检测其他指标，如用力肺活量。用力肺活量指尽力最大吸气后，尽力尽快地呼气，所能呼出的最大气量。简单地说，就是在用力吹气过程中测得的肺活量。其中，开始呼气第一秒内的呼出气量为一秒钟用力呼气容积，其临床应用较广，是慢性阻塞性肺病、支气管哮喘诊断中常用到的指标，因为吹气流速的大小能够客观地反映气道阻塞的程度。

随着年龄的增长，呼吸系统的结构和功能都在缓慢的变化，如肺组织的弹性下降、呼吸肌力减弱等，从而导致肺活量的下降。研究发现，肺活量可以作为衡量老年人健康与否及预测长寿的重要指标。因此，延缓肺活量减小的速度，保持肺的最大容量，有助于延缓整个机体的衰老。

怎么增加肺活量呢？方法有很多，主要是呼吸训练及参加体育运动，简要介绍如下。

1. 呼吸训练

（1）深呼吸：深呼吸是增大肺活量最为直接的一种训练。选择空气新鲜的地方，先缓慢深吸气，使腹部膨胀，然后使胸部膨胀，达到极限后，屏气5秒钟，然后再慢慢呼出气体。呼气时，先收缩胸部，再收缩腹部，尽量排出肺内气体。停顿2秒后，再从头开始。每次训练时间至少10分钟。

（2）呼吸操：中医里的呼吸操对护肺有一定作用，分为两类：动操和静操。

1）动操可以归纳为"捶胸顿足"。动作要领：双拳轮番击打对侧胸、背部，交替做下蹲动作。动作详解：①自然站位，双手下垂虚握空拳。②左手击打右胸，同时右手击打左背，再以右手击打左胸，同时左手击打右背。③如此轮番各2次，穿插下蹲2次（亦可在散步时配合击打代替下蹲动作）。每次做10分钟，每天至少2次。

2）静操可以归纳为"长吁短叹"。动作要领：深吸气，鼓肚皮；慢呼气，收肚皮。动作详解：①最好取平卧位（坐、站亦可），一手置于腹部，一手置于胸部。②深吸一口气（约5秒），同时腹部隆起。③慢慢呼出（7～15秒），腹部凹下。④呼气时缩嘴唇呈鱼嘴状（似吹口哨）。⑤吹/呼气的力量以将面前一尺处蜡烛的火苗吹斜但不灭为宜。⑥如此反复一吸一呼为一个循环。每次10分钟，每天至少2次。

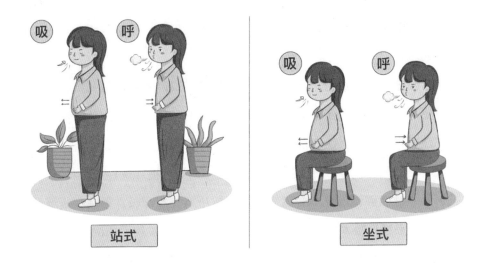

站式　　坐式

2．适当的体育锻炼

对于老年人，运动总的要求是低负重、低对抗性，舒缓且安静。要根据自身身体状况来选择，持之以恒、循序渐进。扩胸运动、伸展运动、散步、慢跑、游泳、打太极等都比较适合老年人。

（1）扩胸运动：双臂伸直，手掌向下，向前平举，保持手掌向下，缓慢而有力地分别向两侧做展胸动作，然后从两侧收回到身体两侧。双臂上举时吸气，双臂收回时呼气，开始练习时，可反复做50次，逐渐增加到100次。可提高胸部肌肉力量，起到扩大胸腔能力，增强呼吸深度的作用。

（2）伸展运动：双臂伸直向前上方举，缓慢而有力地向头后方伸展，上体也可轻微地向后弯，尽量让肩关节达到最大活动幅度，使肩关节有明显的"后震"感，随后双臂收回到身体两侧。双臂上举时吸气，双臂收回时呼气，反复做30～50次。

（3）散步：每天早上以60～75步/分的速度在户外行走，同时有意识地慢吸快呼。慢吸时要将胸廓慢慢拉大，而后快速呼出。体质较虚者可以先每天练习10分钟，然后逐渐增加到每天30分钟甚至1小时。

（4）游泳：游泳时人的胸部承受的压力很大，同时冷水将刺激肌肉紧缩，使人感到呼吸困难，从而用力呼吸、加大呼吸深度，以使吸入的氧气量能够满足机体的需求。进行游泳训练，会使人呼吸肌发达、肺泡利用率更高，肺活量更大。

（5）慢跑：肺活量与跑步锻炼二者是相辅相成的，肺活量的提升能够让您跑得更好；同样，跑步也能够有效增加跑者的肺活量。慢跑的方法至关重要，要注意以下几点。①正确的跑步姿势：保持放松，要昂首挺胸、保持身体竖直，背部挺直、肩膀向后并放轻松。这样的姿势能够确保在跑步过程中，胸腔扩张并且能够吸入更多的氧气。②有技巧地控制呼吸：控制呼吸要从呼气开始。当平稳地吸入空气后，应该等到其中的氧气被较大比例的利用之后，再缓慢地、充分地呼气以保证肺部能腾出足够的空间来容纳新的、富含氧气的空气。比较有效的方法是利用脚步来衡量呼吸节奏。在匀速跑中，尽量保持三步一呼、三步一吸；如果强度增大，也可以是两步一呼、两步一吸；高级别跑者甚至能够在跑步时一直保持四步一呼、四步一吸的节奏，不过这一点因人而异，如果你无法做到，也完全不必强求。

第三节 如何提高老年人的免疫力

免疫系统担负着身体的防御重任，其功能简单来说是识别"自己人"，排除"外来者"，维持机体生理平衡。免疫系统对外，能够识别和消灭外来"入侵者"，包括病毒、细菌等；对内，消灭"叛变者"，处置"失职者"，如识别、处理自身衰老、损伤、死亡、突变的细胞，以及被病毒感染的细胞。

随着年龄的增长，免疫系统也会衰老，导致免疫力降低。一般情况下，我们免疫力的强弱，取决于遗传基因、饮食、睡眠、运动、情绪、个人卫生，以及是否接触外界环境中的有毒有害物质。免疫力偏低主要表现为易疲劳、肠胃弱、易感冒、易感染等，进而出现疲乏无力、体质虚弱、精神不振、食欲下降等表现。

当然免疫力也不是越高越好。过高，人体免疫系统可能会引起变态反应，比如花粉过敏等。

历史上人们探索了很多延长寿命的策略，其中通过提高免疫力，降低感染、癌症风险，来延长寿命，可以说是很重要的一条策略。研究显示，对抗免疫衰老，有两条措施很重要：一是要保证营养充足；二是有规律地适度运动。目前尚无充分的证据显示某种药物能对抗正常的免疫衰老。

很多老年人尤其是老年患者都存在营养缺乏，主要是蛋白质摄入不足和微量营养素缺乏。研究发现这类营养缺乏的人淋巴组织明显萎缩，淋巴细胞减少，免疫力低。

老年人由于咀嚼功能差，代谢低，加上消化吸收功能减弱，与年轻时相比，摄入相同量的食物，能够被消化、吸收、利用得少了，而不少老年人的饭量会比年轻时减少，这就容易引起营养缺乏。另外，老年人需要高度重视口腔健康，及时修补牙齿，吃饭细嚼慢咽，少量多餐，吃易消化的食物，吃优质蛋白和新鲜蔬菜、水果。

《中国居民膳食指南》（2018）建议，每日进食3～4份高蛋白食物，每份指瘦肉50克，或鸡蛋1个，或豆腐100克，或鱼虾100克。

此外，还要每天喝1袋牛奶（或1袋酸奶或2袋豆浆）。按照最小量，可以这样分配三餐：早晨1袋牛奶，1个鸡蛋；中午吃瘦肉50克或鱼虾100克，晚上吃豆腐100克。老年人肾功能下降，蛋白质摄入应优先选择蛋、奶、鱼、瘦肉和大豆，这些都属于易被人体吸收利用的优质蛋白，并尽量采用少油少盐的烹饪方式，如蒸、炖、煮等。

维生素（A、D、E、B_6、B_{12}、叶酸和C）与微量元素（硒、锌、铜和铁）是正常免疫功能所必需的，但老年人群中这些营养素，如维生素D和维生素B_{12}的缺乏率很高，因此需进行相应补充。营养素的补充达到每日推荐量就好，尚无证据表明补充得更多能改善免疫功能。

运动也能增强机体的免疫力，这与运动时机体出现的体温调节、神经内分泌反应有关。研究表明，长期中等强度的锻炼可改善老年人免疫功能，但剧烈的运动可能会抑制免疫。因此建议老年人运动要循序渐进，根据自身的健康状况，选择适合自己的运动类型和运动强度，长期坚持。

第四节　老年人呼吸系统的保健

中医常讲"未病先防，已病防变"，老年呼吸系统疾病，首先应以预防为主。如保持良好的心态，尽量避免受凉，按时起居，避免劳累过度等。保证营养均衡，饮食多样化，坚持适度锻炼，增强身体素质。减少出入人多的室内公共场合，戴好口罩，减少被感染的机会，积极治疗原发病，并密切观察病情变化。

不同的呼吸系统疾病，预防的侧重点有所不同，现简要介绍如下。

一、慢性支气管炎、慢性阻塞性肺疾病的预防

1. 戒烟

慢性支气管炎、慢阻肺患者不但要首先戒烟，而且要避免被动吸烟，因为烟中的化学物质如焦油、尼古丁、氢氰酸等，可引起支气管痉挛，增加呼吸道阻力，还可损伤支气管黏膜上皮细胞及其纤毛，使支气管黏膜分泌物增多，降低肺的净化功能，易引起病原菌在肺及支气管内的繁殖，导致慢性支气管炎的发生。

2. 注意保暖

在气候变冷的季节，患者要注意保暖，避免受凉，因为寒冷一方面可降低支气管的防御功能，另一方面可反射性地引起支气管收缩，黏膜血液循环障碍和分泌物排出受阻，可继发感染。

3. 加强锻炼

慢性支气管炎、慢阻肺患者在急性期要注意休息，在缓解期要做适当的体育锻炼，以提高机体的免疫功能和心、肺的储备能力。

4. 预防感冒

注意个人防护，预防感染发生，有条件者可做耐寒锻炼，如晨起时用冷水洗脸等，以预防感冒。

二、哮喘的预防

1. 避免接触过敏原

有30%～40%的支气管哮喘患者可查出过敏原。尘螨、猫狗等动物的皮

垢，霉菌、花粉、禽蛋、蚕丝、羽毛、飞蛾、棉絮等都是重要的过敏原。吸入烟、尘和植物油、汽油或油漆等气味以及冷空气，可刺激支气管黏膜下的感觉神经末梢，反射性地引起咳嗽，在气道高反应的基础上导致支气管平滑肌痉挛。

2. 避免受凉感染

感冒和上呼吸道感染是哮喘急性加重最常见的诱因，冬春季节或气候多变时更为明显。呼吸道感染，尤其病毒感染更易导致哮喘发作。

3. 避免过度劳累

突击性高强度的或长时间的体力劳动，紧张的竞技性运动，均可诱发哮喘，因此哮喘患者应避免过度劳累。

4. 避免情绪波动

情绪波动可以成为诱因，诸如忧虑、悲伤、过度兴奋甚至大笑也会导致哮喘发作。

三、肺癌的预防

1. 戒烟

据统计结果显示，80% ～ 90% 的肺癌患者都与吸烟有关，吸烟者患肺癌的概率比不吸烟者高10倍以上。开始吸烟的年龄越小、吸烟时间越长、吸烟量越大，患肺癌的概率越高。预防肺癌，戒烟势在必行！

2. 加强防护

雾霾及粉尘也是致癌的因素之一，户外空气不好时，如雾霾天、环境污染等情况戴好口罩，做好个人防护；室内则避免开窗通风，打开空气净化器过滤。

3. 定期体检

长期吸烟、有肺癌家族史、职业接触石棉等致癌物及40岁以上的人群为肺癌高发人群。肺癌高发人群应定期进行体检，提前发现，及早治疗。同时久咳不愈或咯血痰者，应提高警惕，做进一步检查。

四、肺部感染的预防

1．生活方式的改变

戒烟、避免酗酒、保证充足营养、保持口腔健康，都有助于预防肺炎的发生。

保持良好卫生习惯，有咳嗽、喷嚏等呼吸道症状时戴口罩或用纸巾、肘部衣物遮挡口鼻有助于减少呼吸系统感染病原体的传播。

2．疫苗的接种

肺炎球菌和流感病毒是肺部感染最主要病原，因此接种疫苗是最有效的预防措施。

肺炎球菌疫苗接种——推荐65岁以上老年人接种肺炎球菌疫苗，对预防肺炎是有帮助的。目前应用的肺炎链球菌疫苗包括肺炎链球菌多糖疫苗和肺炎链球菌结合疫苗。我国已上市23价肺炎链球菌多糖疫苗，可有效预防侵袭性肺炎链球菌感染。老年人只需接种一针即可，不需要接种第2针。

流感疫苗——流感疫苗可预防流感发生或减轻流感相关症状，对流感病毒肺炎和流感继发细菌性肺炎有一定的预防作用。老年人、慢性病患者的免疫力低，是流感的高危人群，建议60岁以上老年人每年接种一次流感疫苗，在流感高发季节前，如10月底前完成流感疫苗的接种。要避免在感冒期间进行接种，以免身体不适。对于预防的重点人群来说，肺炎球菌疫苗和流感疫苗的接种都很有必要，甚至可以两个疫苗联合接种。若近期接种过新冠疫苗，至少要间隔14天才可以接种流感疫苗及23价肺炎球菌多糖疫苗。

（贾明月　张纾难）

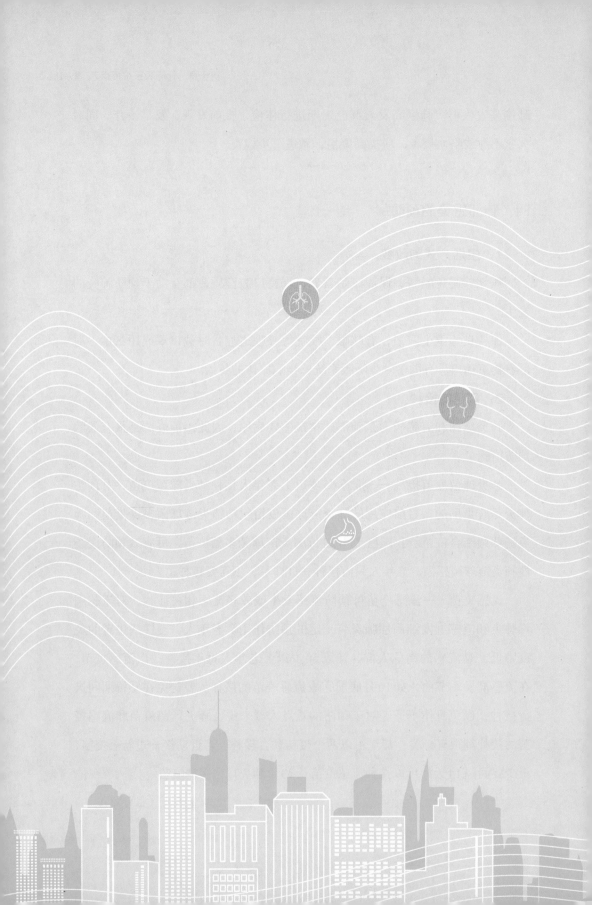

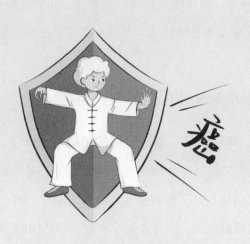

第十一章

11

老年人的癌症

沈大爷退休刚两年，一次做体检时发现胰腺上长了个东西，到医院做进一步检查，诊断为胰腺癌，医生询问他平时有什么不舒服吗？他回忆近几个月时不时夜间感觉肚子有点隐隐地痛，但并不严重，所以也就没在意，不想竟然是癌症。有人说癌症是"老年病"，真的是这样吗？

第一节　癌症是老年病吗

说起癌症，好像不分年龄，不少年轻人甚至小孩子也有患癌的，但实际上，大多数癌症的高发年龄还是老年，如果以每5年为一个年龄段来划分，癌症的发病率随着年龄的增长也在增加。我国癌症发病率最高的年龄段是80～84岁。而新发癌症最多的年龄段，在男性是60～64岁，女性是50～54岁，都是刚退休或即将退休，正要好好享受生活的年龄。统计显示，2/3的癌症患者是老年人。从这个意义上说，癌症确实是种"老年病"。

一、老年人为何更容易得癌症呢

1. 年纪大了，基因出错的可能性也大了

我们知道，正常细胞变成癌细胞，是基因出错，发生了突变，就像"干工作时间越长，干得越多，越容易出错"一样，我们活得越久，基因出错的概率也越积越多，同时人上了岁数，对基因的"纠错"能力也在下降。另外，我们的免疫系统负责监视身体里出现的异常细胞，如癌细胞，并及时清除它，但老年人的免疫力也在下降，一些癌细胞未能被及时清除，成为漏网之鱼，同样也增加了癌症发生的风险。

2. 年纪越大，与致癌物的接触时间可能越长

癌症的发生发展不是一朝一夕的事情，与长期接触致癌物有很大关系，

就拿吸烟来说，同样是一天抽1包烟，抽了30年的人，与只抽了3年烟的人相比，前者患肺癌的风险更高。

在我们的生活、工作环境中存在着一些致癌物，如长期接触石棉或沥青、装修材料的甲醛、长期饮酒、长期嚼槟榔，常吃剩菜剩饭等，随年龄的增长，与这类致癌物接触时间的延长，患癌的风险也会增加。

3．很多慢性疾病长期控制不好也会增加癌症风险

糖尿病、胃溃疡、胃炎、慢性乙型肝炎等，如果长期没有得到很好的控制，会增加患癌的风险。如2型糖尿病，如果血糖控制得不好，会增加肝癌、胰腺癌、结直肠癌等的发病风险；慢性乙肝患者如果肝炎控制得不好，也会增加肝癌的风险，所以当患上这些慢性病时，一定要定期复查，规范地治疗。

二、哪些癌症对健康威胁最大

我国发病最多的癌症依次是肺癌、结直肠癌、胃癌、肝癌和女性乳腺癌，这5种癌占到新发癌症病例的一半以上，达到57.4%。

对于男性，最常见的癌症是肺癌，约占所有新发癌症的24.6%，其次是肝癌、胃癌、结直肠癌和食管癌。这5种癌症占男性所有新诊断癌症的68.83%。

女性最常见的是乳腺癌，占所有新发癌症的16.72%，其次是肺癌、结直肠癌、甲状腺癌和胃癌。这5种癌症约占女性癌症死亡总数的56.11%。

肺癌、肝癌、胃癌、结直肠癌和食管癌位居癌症死亡原因的前5位，占癌症死亡总数的69.3%，可以说都是对老年人的生命健康危害大的癌症。

三、老年人常见的癌症都有什么表现

对于老年人来说，肺癌、胃癌、结直肠癌、食管癌、宫颈癌等比较常见，

患上这些癌症会有一些症状表现，需要我们警惕，具体可见表11-1，但在癌症早期很多人往往并没有什么明显的症状。

表11-1　老年常见癌症的高发年龄和主要表现

老年常见癌症	高发年龄	主要表现
肺癌	发病高峰年龄在65～75岁	刺激性干咳、血痰、胸背部疼痛、气紧与气短
胃癌	40岁以后，发病逐渐增高，到65～75岁达高峰	胃痛、食欲下降、饱胀感、呕咖啡样物、黑便和消瘦
结直肠癌	发病年龄多在40～70岁的中老年人	大便次数增多、坠胀、排便不净、便血和腹痛
宫颈癌	40～50岁发病最多，60～70岁是又一高峰	阴道出血、阴道排液、尿频尿急、肛门坠胀感
食管癌	发病高峰在45～80岁	吞咽哽咽感，胸骨后异物感

第二节　如何预防癌症

一、患上癌症是因为命不好吗

王大爷拆迁分到了大房子，装修好以后高高兴兴地搬了进去，想着这回该好好享享福了，没想到几天来一直食欲不好，胃也痛，开始以为是搬家累的，后来去医院一查，被诊断患上了胃癌，他感叹自己的命真是不好。王大爷平时比较爱吃咸菜、爱吃熏肉、没事喜欢喝几杯烧酒，遇到朋友聚会，更是经常喝多，这些饮食习惯其实和胃癌的发生是有一定关系的。

还有患了结肠癌的张大爷，他口头语是"还是肥肉香"，平日就爱吃肥肉，日常主要的活动就是在家看电视，下楼下象棋、闲聊国家大事，他个子虽不高，但体重接近90千克。

李大妈从年轻时就很爱吃烧烤、吃油条，提前退休后开了一家棋牌室，她虽然不吸烟，但棋牌室里常有顾客吸烟，这一天下来她也没少跟着吸二手烟。后来无意中发现乳房有个包块，一查竟是乳腺癌。

在这些例子中，我们可以看到不爱运动、饮食不健康、吸烟等不良的生活方式。其实很多癌症的发生都与不良的生活方式分不开，其中关系密切的有宫颈癌、肝癌、口腔癌、食管癌、喉癌、胃癌、肺癌等，而生活方式是可以改变的，很多致癌物也是可以防护或规避的，因此，我们说癌症在很大程度上也是可以预防的。我国的一项研究发现一半以上（52%）的男性癌症和1/3以上（35%）的女性癌症是可以预防的。

二、预防癌症有什么好方法

1. 多亲近自然

白天多到空气清新，绿树成荫的户外走走看看，做做深呼吸。空气中的负氧离子、适度的阳光、优美的环境都对身心有益，晒太阳有助于皮肤合成维生素D，研究发现血液中维生素D水平高，患癌风险低，但也要避免长时间暴晒，会增加皮肤癌风险，尤其是夏季。

2. 找到快乐，保持平和

愤怒、孤独、郁闷，这些不良情绪都会影响免疫力，常和家人、亲友、邻居聊聊天，找到自己的爱好和乐趣，独居也不孤独；不爱计较，不爱生气，没心没肺，心态平和，乐于助人，都有助于防癌抗癌。

3. 久坐伤身，运动防癌

每坐一小时，就起身动一动；每天至少走6000步；每天半小时每周至少5天的中等强度身体活动，可以降低多种癌症的发生风险。

4. 少吸烟、不吸烟，包括二手烟

戒烟是为健康所做的最重要的事之一。不管何时戒烟，都有好处，而且戒得越早越好。戒烟困难的人也可以去戒烟门诊，在专业医生的指导帮助下戒烟。

5. 饮食很重要，做到"四少一多，一不一控制"

（1）"四少"主要指少吃四类食物。①少吃加工肉类：腊肉、香肠、火腿等都属于加工肉类，这些肉类在加工的过程中，会产生一种叫作亚硝酸盐的物质，多吃容易变成致癌物，诱发肠癌等。②少吃腌菜、腌肉：吃腌制的酸菜、咸菜、泡菜，腌肉、腌鱼较多的地区往往也是胃癌、食管癌的高发地区。③少吃烧烤、烘烤、煎炸类食物。④少喝或不喝酒：酒精在人体内会被代谢为乙醛，它和酒精本身都是致癌物，很多人喝完酒脸会红，这就是乙醛的作用。

（2）"一多"，就是多吃新鲜的蔬菜及水果：蔬菜中的维生素、纤维素等对预防癌症很有助益，可减少肠癌等的发生，如西蓝花、红薯等。此外，沙丁鱼、三文鱼、金枪鱼等深海鱼和深色蔬菜、核桃等干果中含 ω-3 脂肪酸较高，研究发现也有抗癌作用。

（3）"一不"就是不吃霉变食物：发霉的花生、玉米、大米、红薯干等，里面的黄曲霉毒素可诱发肝癌等，此外，木制筷子、案板也容易长霉，要及时清洁消毒，并定期更换，传统的土榨油由于杂质较多，也易被黄曲霉毒素污染，食用油最好买正规厂家生产的合格产品。另外，尽量不吃剩菜剩饭，剩菜剩饭容易产生致癌物——亚硝酸盐，绿叶蔬菜、海鲜、土豆、蘑菇、银耳、卤味食品、豆浆，尤其不宜过夜。

（4）"一控制"是控制红肉的摄入量：红肉就是猪牛羊肉，它们含的脂肪较多，但含铁也丰富，适量吃对身体好，但如果吃的过多容易诱发肠癌。世界癌症研究基金会建议，普通人每周吃的红肉不要超过500克。

6．预防感染

接种乙肝疫苗、宫颈癌疫苗（HPV疫苗）等；注意饮食卫生，聚餐时使用公勺公筷，减少幽门螺杆菌的感染机会；体检筛查幽门螺杆菌，如果阳性，在医生指导下可用药根除。

7．控制体重

超重肥胖至少与13种癌症有关，如胆囊癌、胰腺癌、肾癌、乳腺癌等，控制体重，也是防癌的措施之一。

8．规律作息，避免熬夜

熬夜会导致生物钟紊乱，增加患乳腺癌、前列腺癌、结直肠癌的风险。好的睡眠也是防癌、抗癌的良方。

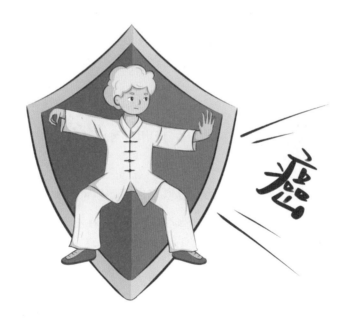

有项研究专门对防癌措施进行排序，我们可以参照一下。

如果您是一位男士，那么防癌最重要的是做到这5条：

● 戒烟。

● 预防乙肝病毒感染（包括注射乙肝疫苗等）。

- 多吃新鲜蔬菜水果。

- 预防或治疗幽门螺杆菌感染。

- 少饮酒。

如果您是一位女士，那么防癌最重要的是做到这5条：

- 预防乙肝病毒感染（包括注射乙肝疫苗等）。

- 多吃新鲜蔬菜水果。

- 防止或减少吸入二手烟。

- 预防或治疗幽门螺杆菌感染。

- 保持正常体重，不要超重。

健康的生活方式就是最好的防癌措施，但是我们也要承认，即使我们的生活方式很健康，癌症仍无法百分百地避免，谁也不知道会不会被癌症"盯上"，但不用担心，防癌还有第二道防线——癌症早筛，通过体检早期筛查发现癌症，早诊断早治疗，提高治愈率和生存率。

第三节　癌症早筛该怎么做

早期癌症不但容易治疗，而且治愈率也高，但问题是癌症在早期时往往没有任何症状或不适，我们根本感觉不到它的存在。那怎么及早发现癌症呢？这就需要我们做防癌体检。

有人说体检没有用，"小病查出来不用治，大病查出来治不好。"这种认识是不对的，体检是为了了解健康状况，及早发现健康的隐患、疾病的线索，在还没有发展为大病、重疾前，及时进行干预、治疗，消除身体里威胁健康的"定时炸弹"。当然癌症早筛也不是要从头到脚全部查一遍，那就属于过度体检了，癌症早筛是有重点、有计划地筛查。

一、哪些人需要做癌症早筛呢

主要有以下几类人需要进行癌症早筛。

1．有癌症家族史的

如果家中亲属有癌症患者，特别是不只一位亲属患癌或直系亲属有癌症患者的。

王所长有3位近亲属都是在四五十岁时查出食管癌，他就提前从35岁开始每年查一次胃镜，中间发现过一些小的问题，都及时处理掉了，现在已经快70岁了，仍很健康。

2．有不良生活习惯或生活、工作经常接触致癌物的

经常抽烟、喝酒、吃腌制、煎炸食物，吃饭不规律，经常熬夜或者生活、工作中经常接触油烟、甲醛、辐射射线等致癌物的人群。

3．生活在癌症高发区的

有些癌症因为饮食习惯、环境水土等原因存在一些高发区，如我国太行山南部地区是食管癌高发地区，山东临朐、辽宁庄河、福建长乐、甘肃武威、江苏盐城、青海西宁等地是胃癌的高发区。

4．有一些慢性疾病或症状的

如果患有慢性乙型肝炎、慢性胃溃疡、慢性萎缩性胃炎、胃息肉或者出现不明原因消瘦、疲劳等。

5．年龄

到了一定年龄，癌症发病率增高，一般建议40～75岁的人应做癌症早筛。年龄过大的老年人做癌症早筛，获益较小，可根据个人情况选择是否筛查（表11-2）。

表 11-2 不同癌症的早筛体检年龄

癌症类型	早筛体检年龄/岁
肺癌	50～75
肝癌	40～69
胃癌、食管癌、肝癌、结直肠癌	40～69
乳腺癌	35～69
宫颈癌	21～65

注：参考《防癌体检规范专家共识》。

二、癌症早筛要做什么检查

不是所有癌症都适合做癌症早筛，癌症早筛主要针对那些发病率高、对生命威胁大、有可靠的筛查方法的癌症。目前国内外推荐早期筛查的癌症主要有以下几种：结直肠癌、肺癌、胃癌、食管癌、女性宫颈癌、乳腺癌的筛查，还有肝癌，也有一定的效果。

1. 胃癌的筛查

应做胃癌筛查的人包括：幽门螺杆菌感染并有消化道症状的人，喜食高盐、烟熏食品的人，患有胃息肉、萎缩性胃炎、胃溃疡、反流性食管炎等疾病的人，有胃癌家族史的人，长期吸烟的人，长期饮酒的人，不明原因贫血或便潜血阳性的人。

如何筛查：每年进行一次胃镜检查，必要时取活检。

2. 结直肠癌的筛查

应做结直肠癌筛查的人包括：年龄40～69岁；饮食习惯不良的人，如长期吃脂肪餐或红肉（猪牛羊肉）；有结直肠癌肿瘤家族史；患有结肠息肉或慢性结肠炎的人；便潜血阳性的人。

如何筛查：高危人群每年进行一次结肠镜检查，必要时应取活检；如果有结肠镜禁忌，无法做结肠镜，至少也要做直肠指诊、化验便潜血；对于不愿意做结肠镜检查的，可以先化验大便，查便潜血，如果阳性再做结肠镜检查。

3．食管癌的筛查

应做食管癌筛查的人包括：年龄超过40岁的人，来自食管癌高发区的人，有食管癌家族史的人，吸烟、重度饮酒、经常吃烫饭的人等。

如何筛查：每年查一次胃镜。

4．肺癌的筛查

肺癌在我国是死亡率排首位的癌症，原因在于发现时大多都已是中晚期了，早期筛查，及早发现，很多肺癌也是可以治愈的。主要应做肺癌筛查的人包括：50～75岁至少合并以下一项的人。

（1）吸烟20年，也包括曾经吸烟，但戒烟不到15年的人。

（2）被动吸烟的人。

（3）工作经常接触石棉、氡、铍等致癌物的人。

（4）有肿瘤家族史的人。

（5）患有慢阻肺或慢性肺纤维化的人。

如何筛查：每年做一次胸部低剂量CT。

5．肝癌的筛查

应做肝癌筛查的人包括：乙肝及丙肝的患者或携带者，患肝硬化的人，患酒精性或非酒精性肝病的人。

如何筛查：建议半年抽血查一次甲胎蛋白，并做肝脏B超。

6．乳腺癌的筛查

乳腺癌是女性发病率最高的恶性肿瘤，在女性一生中有10%的概率会发生乳腺癌，它不像戒烟可以预防肺癌一样，有非常明确的预防措施，所以体检早筛尤为重要。主要应做乳腺癌筛查的人包括：40～69岁女性，大龄未婚、未育、未哺乳的女性，绝经后肥胖，长期精神压抑、心情郁闷的女性，生第一胎时年龄超过35岁的女性，有乳腺手术史，有肿瘤家族史，月经初潮时间早、绝经年龄晚的女性。

如何筛查：一般建议所有女性35岁开始，每一年做一次乳腺超声检查。45岁后开始除了做乳腺超声检查，再结合X线的乳腺影像检查（钼靶），可每两年做一次钼靶检查。

7．宫颈癌的筛查

应做筛查的人包括：有长期慢性宫颈炎或宫颈癌前病变的妇女，吸烟、营养不良的妇女，正在感染或曾经感染生殖道人乳头瘤病毒的妇女，多孕早产的妇女等。

如何筛查：30～65岁女性，每5年进行一次HPV与宫颈细胞学检查，或每3年做一次宫颈细胞学检查（巴氏涂片或TCT检查）；大于65岁的女性，如之前多次检查都正常，不需要继续筛查，如果之前的检查发现过癌前病变或原位癌，那么治疗后需要继续筛查20年。

小 贴 士

体检要查肿瘤标志物吗？

现在体检时都有抽血查肿瘤标志物的项目，什么是肿瘤标志物呢？

通俗地说，如果血里这种物质升高，就提示可能存在某种肿瘤。但实际上，不光是肿瘤，有些炎症或者在特殊的时期，如怀孕期等，一些肿瘤标志物也会升高，因此查出肿瘤标志物高，不一定就是得了肿瘤；同时有相反的情况，有的人得了肿瘤，但肿瘤标志物仍然是正常的。

肿瘤标志物有两种升高的情况需要注意：

一是大幅升高，十倍、几十倍甚至更高；

二是虽然升高的幅度不大，但复查一次比一次高。

当然这两种情况也不是意味着一定是肿瘤，但肿瘤的可能性较大，还需要做进一步检查，并结合临床综合判断。

有些肿瘤标志物，多种癌症都能升高，如查出癌胚抗原（CEA）高，可见于结直肠癌、胰腺癌、胃癌、肺癌、肝癌、乳腺癌，也可见于炎症，如慢性支气管炎。实际上，肿瘤标志物最大的用处是监测癌症患者有无复发以及判断癌症的预后情况。

对于体检筛查癌症来说，有些肿瘤标志物价值大，如前面提到的肝癌筛查，可以做肝脏B超检查，同时抽血查甲胎蛋白（AFP），还有卵巢癌筛查，可以查肿瘤标志物CA125，再结合阴道超声检查。

至于其他的肿瘤标志物要不要查，取决于您对这事怎么看，如果认为查查更放心，漏了不好，那查一下也没关系；如果觉得查出来只是轻度增高，不知道是炎症，还是癌症，弄得心里很紧张，还得再做其他检查，或者查了没事，也还是放心不下，那也可以不查。只要按照前面提到的方法，坚持良好的生活方式，做好常见癌症的体检筛查就可以。

（田利源　姚毅冰　孙君重）

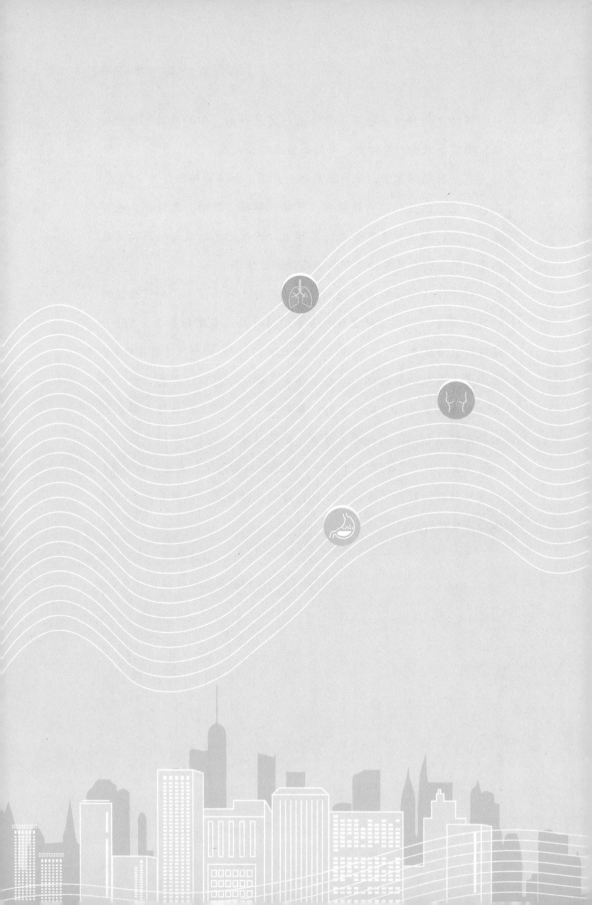

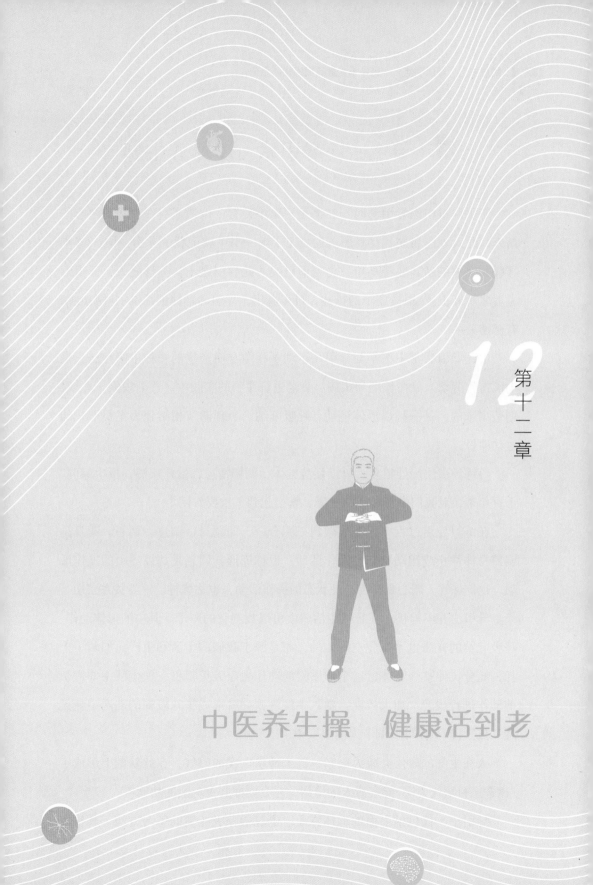

第十二章

12

中医养生操 健康活到老

第一节 中医导引术 千年养生操

您听说过中医导引法吗？在诸子百家中，有一位逍遥自在、物我两忘的高人，此人姓庄名周，在其所著的《庄子》一书中就记载了导引一词："吹呴呼吸，吐故纳新，熊经鸟申，为寿而已矣。此导引之士，养形之人，彭祖寿考者之所好也。"根据庄子的描述，可以看出，导引和形体的活动、呼吸吐纳有密切关系。

中医导引法是中医学与导引（运动）相结合而产生的一种中医疗法，是中国古代劳动人民在长期和疾病、衰老进行斗争的实践中，逐渐摸索、总结、创造出来的，是一种以形体运动、呼吸吐纳、心理调节相结合为主要形式的运动项目。

习练导引法好处很多，可以强身健体，调畅情志，治疗疾病，摄生保健。千百年来，对我们中华民族的健康、繁衍起到了重要作用。

在练习导引过程中，需要做到三调合一，即调身、调息、调心。调身是调控身体静止或运动状态的操作活动，也称炼形。调息是调控呼吸的操作活动，也称炼气。调心是调控心理状态的操作活动，也称炼神。三者关系密切。

导引法并不神秘，在日常生活中就可以找到它的影子。其中的形体动作、呼吸吐纳的方法也不是凭空产生的，而是源于我们的生活和生产。如两手上托，充分拉伸整个身体，这个伸懒腰的动作大家天天都做，把生活中伸懒腰的动作进行规范，加大幅度，融入中医理论，就形成了八段锦的"两手托天理三焦"，该动作可以调节人的上、中、下三焦。

人在生气的时候会瞪大眼睛，甚至冲拳以发泄怒气，在此基础上形成了"攒拳怒目增气力"，能宣泄人的情绪，充分发挥肝主疏泄的功能等。

导引法不仅包括上面的形体方面，也包括呼吸吐纳的练习方法，其代表性的方法就是六字诀（吹、呼、唏、呵、嘘、呬），这些字诀也源自生活，如在心情不舒畅的时候，会自然地长出一口气，甚至长吁短叹，这样确实能舒服一些，这是人的自我保护和调节，有调节情绪的作用，这个状态就是六字诀中"嘘字诀"的雏形。冬天手指发凉，为了暖手，会两手对搓，自然地用嘴对手哈气，人体内的热气会温暖手。古人经过总结，认为这个字诀有除热的作用，于是逐渐形成"呵字诀"。

导引法还源于对仿生思想的运用。古人不断地观察自然界，经过反复的试验，取法自然，模仿生物，象形取义，逐渐形成了"仿生舞"。

东汉名医华佗编创的五禽戏，就是模仿动物姿势的导引法。中医导引法对仿生的运用也源于对自然界动物和植物的长期观察，如观察到大树静止不动，靠着大自然赐予的土壤和阳光能存活数百年，甚至上千年，由此而出现了相对静止的桩功，采用特定的姿势，肢体安静下来，以促进身心的统一和协调。

观察到鸟儿自由地飞翔，无拘无束，呼吸新鲜的空气，古人根据中医学"百病生于气也"等理论，考虑到如果能像小鸟一样放飞心情，展开双臂该多好，于是模仿鸟振翅高飞和展翅产生了"鸟戏"的"鸟飞"和"鸟伸"。观察到老虎的威猛，虎爪的有力，根据中医学理论"勇者气行则已，怯者则著而为病也"，于是模仿老虎的扑食等姿态产生了"虎举"和"虎扑"的动作。

导引法为什么会有养生康复功效呢？主要是它能保持和促进机体各系统发挥正常功能，尤其是改善内分泌系统功能，按摩内脏器官，使全身器官功能恢复平衡等。合理运用导引法对日常养生和疾病康复会起到较好效果。这就要求我们用中医整体观、阴阳五行、脏腑经络、精气神等理论来认识导引法。

导引法是一种物理疗法，通过活动对机体的刺激，导致能量、信息的吸收、转换和传递，对许多顽固性、慢性疾病有着积极的康复医疗作用，对亚健康人群也可以起到养生保健的作用。

传统中医导引法作为将呼吸、意念、运动相结合的肢体运动，经历了时间的考验和现代科学的验证，仍在广泛流传。在强身健体方面主要体现为"动中有静，静中含动"内外结合的特征。以"内修外炼"为主的道家导引健身养生术充分利用导引行气的保健与康复方法，使导引养生术有了更为科学的实用价值。

下面就让我们一起学习一套简单易学的导引健身操，来预防老年常见的健康风险吧！

第二节　健康风险预防健身操（十二式）

一、两手托天

1. 动作要领

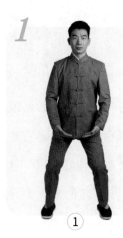

（1）身体直立，两脚自然分开与肩同宽，双臂先自然下垂，双目平视，而后两手于腹部前方十指交叉，掌心向上。

（2）两掌徐徐上举，至胸前翻掌，掌心向上继续做举托动作，头后仰，眼看两手背。

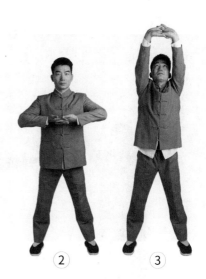

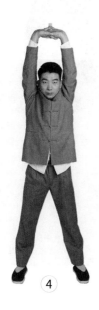

（3）头部还原，平视前方，两手继续上撑，略停。

（4）两手十指分开，两臂从两侧徐徐放下，两手置于腹前捧掌。

一上一下为一遍，重复3～6遍。因为头部、胸部、腹部的力量一节一节地都压在了我们的腰骶部，所以腰骶部是最容易出现症状的位置。所以在两手向上托天的时候，需配合头向上提，使得整个身体都有向上拉伸的感觉。

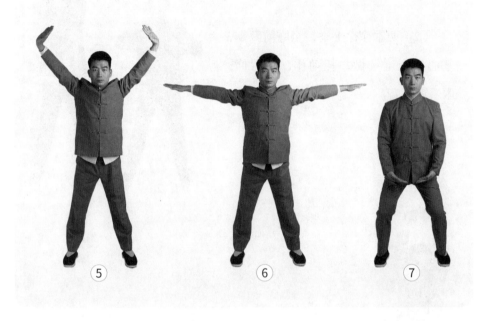

2. 保健功效

（1）使得腰部的肌肉，腰部的骨骼处于一种放松的状态，能够起到保护腰部和锻炼腰部的作用。

（2）抻拉身体，使得身体血脉经络通畅，调理气血，稳定情绪。

二、摩腹转腰（内外夹击，远离便秘烦恼）

1. 动作要领

2

（1）站立姿势，足部保持温暖。两手重叠按于腹部，沿顺时针方向揉腹部，幅度由大到小，力度由轻到重。21圈之后，再反方向揉腹部21圈。体会到腹部温暖，咕咕作响，甚至微微汗出为度。

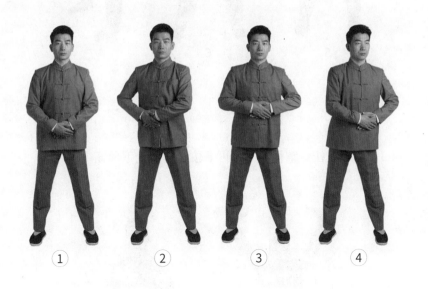

① ② ③ ④

（2）揉腹之后，腰部向左转，头颈也左转，拧腰转头，再向右转。

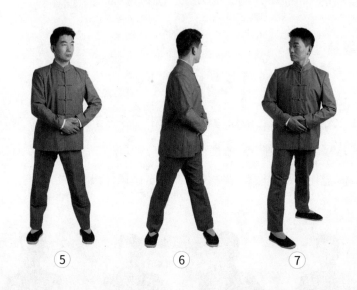

⑤　　　　　　⑥　　　　　　⑦

（3）两手上托，掌根用力，再下按，体会上下通畅。

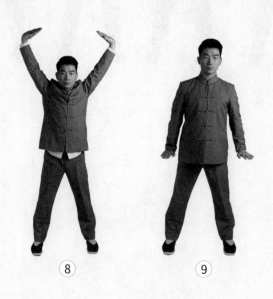

⑧　　　　　　⑨

2．保健功效

（1）强健脾胃之力，促进胃肠道的蠕动，推动大便的运行，减少因气虚导致的便秘。

（2）促进腹部的血液循环，加快人体对食物的消化和吸收。

三、大步走

1．动作要领

3

（1）上身保持正直姿势，前臂向前摆，最好高于心脏水平线，或摆至与肩同高；后臂尽可能向后摆动。

（2）迈步时，要尽量向前大步迈出，腿稍伸直，然后脚后跟先着地，过渡到全脚掌着地。

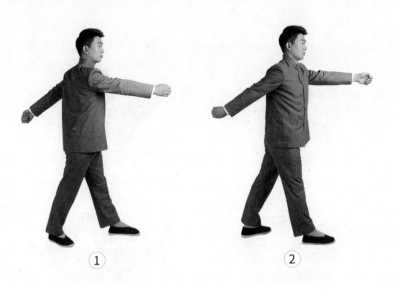

①   ②

2. 保健功效

（1）增强平衡能力与下肢力量，防跌倒。

（2）坚持适当大步走，可以预防慢性疾病、改善血管问题、锻炼骨骼和肌肉。

四、鸣天鼓

1. 动作要领

（1）两手掌紧按两耳，大拇指放在耳后完骨的位置，其余四指捂住后脑勺，将示指压在中指上，用示指的弹拨来敲击后脑部位，20～60下。

（2）敲击之后，保持掌心按住外耳道，手指紧按脑后枕骨略停3～5秒，再左右手同时快速离开，这时耳中会有轰隆隆的声音。

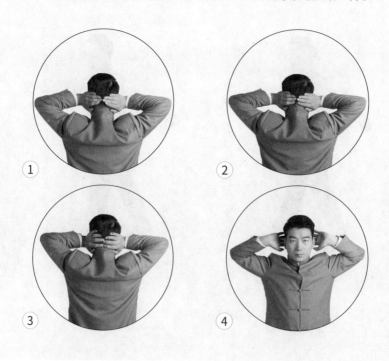

2．保健功效

（1）对于人体的肾经有着疏通经络的作用，经络疏通以后有利于人体"排毒"。

（2）肾经通畅肾气充足，可以使老年人延缓衰老以及强身健体。

（3）长期进行鸣天鼓这个动作，可以起到醒脑、补肾、坚固牙齿等许多作用。

五、搓手熨目

1．动作要领

5

（1）先将两手手掌相互摩擦，将两手搓热。

（2）两手搓热后放在眼睛上，体会手的热量，通过眼皮逐渐地向内传导。

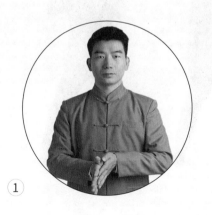

①

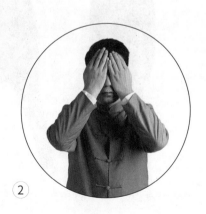

②

2．保健功效

（1）可以缓解因视觉疲劳引起的酸胀、疼痛或眼睛干燥。

（2）可以达到促进眼部周围血液循环的目的，从而缓解眼周围肌肉紧张，改善肌肉高压，改善痉挛症状，减少疲劳和眼睛干燥。

六、效法自然、调节心肺

1．动作要领

6

（1）左脚向左开步，两臂由体前上抬至与两肩相平，掌心相对，手指向前。

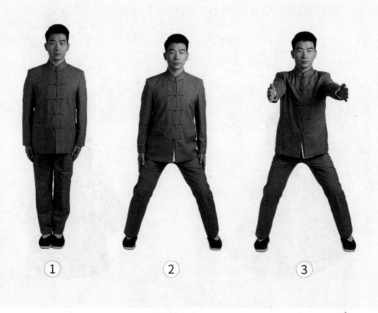

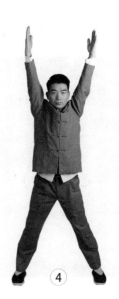

（2）继续上举至头两侧，手臂与地面垂直，
掌心相对，指尖向上。

（3）两手转掌心向前，五指分开，由体侧画弧下落，至两臂成
一字。

（4）两腿微屈，手指合拢，两手捧于腹前，目视前下方。

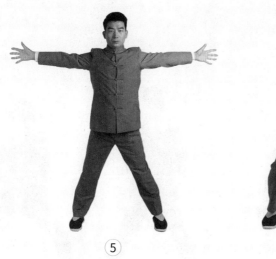

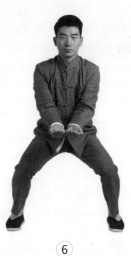

（5）两臂伸直向前抬起，掌心相对，上举至头顶后转两掌心向前，再从身体两侧下落，掌心向下，左脚收回，恢复中正站立。

右式动作，两臂上抬，向右并步，重复动作（2）～（4），动作还原，右脚收回。一左一右各一次。

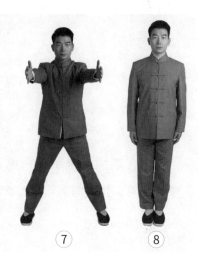

⑦　　⑧

2. 保健功效

（1）重点效法自然界的天地，划弧象征天之大，捧掌象征大地的承载和孕育作用，可以改善手指末梢微循环，调节心肺功能。

（2）效法自然界的天地，象征着天人合一。

七、左右冲拳、心情舒畅

1. 动作要领

7

（1）左脚打开，两腿微屈，同时两手握拳收于腰间，冲左拳。

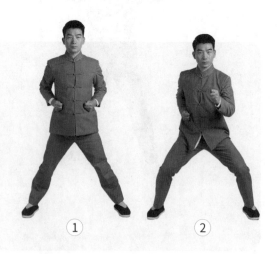

①　　②

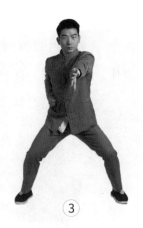

（2）左手腕内旋，转拳眼向下，然后拳变掌，掌心向外，大拇指向下。

（3）左手腕外旋至掌心向上，从大拇指开始，逐次回收手指，掌再变拳，收回腰间，冲右拳。

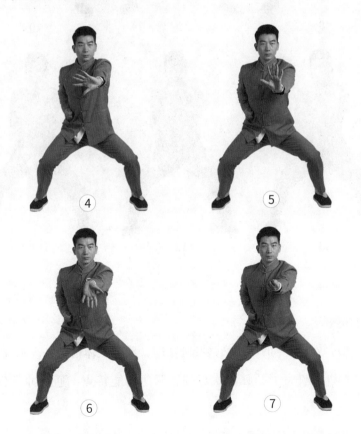

（4）冲出左右拳后，收回左脚，并步站立，然后开右脚，做右式动作，先冲右拳，再冲左拳。

一左一右，各一次。

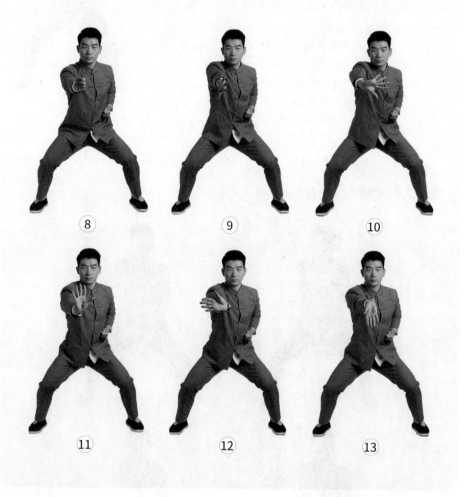

2. 保健功效

（1）通过较快节奏的动作增强肝脏功能，调节人体情绪，改善气血运行。

（2）本动作顺应了肝脏喜欢舒畅、调达功能特点，通过冲拳发泄一下情绪。

（3）在握拳时采用的是大拇指在内的方式，如此握拳称为握固，有收敛固护人体魂魄的作用。

八、握固

1. 动作要领

8

（1）两脚开步站立，两手握固，收于腰间。

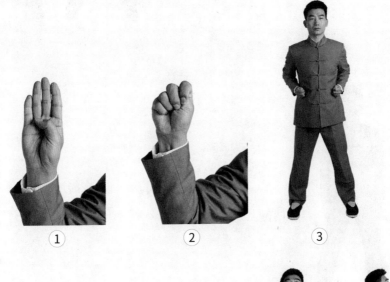

① ② ③

（2）以肩带肘向后展，同时缩颈，目
视上方，动作略停3～5秒。

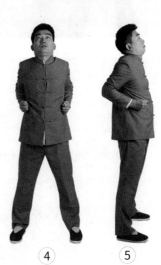

④ ⑤

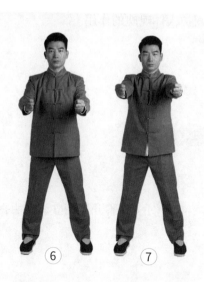

（3）两拳带动胳膊向前冲出，目视前方。

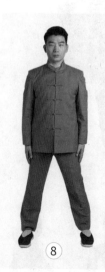

（4）冲拳3～5次后，两手展开，落于身体两侧。

2. 保健功效

（1）可以起到安魂定神的效果，改善睡眠。

（2）可以提升阳气，增强体质，有强身健体的作用。

（3）可以调节人体的造血系统，有补充气血的作用。

九、搓腰眼

1. 动作要领

（1）站立位或坐位，两手手掌捂在腰部，然后进行上下来回的搓动。

（2）搓的时候首先是向下按，要有一定的力度，也要有一定的速度。当我们手发热了，腰部也会受热。

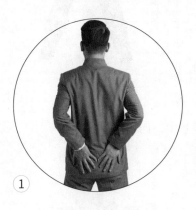
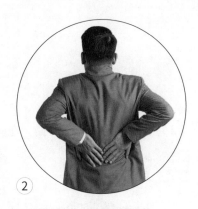

2. 保健功效

（1）可以促进血液循环，加快代谢产物的排出，又能刺激神经末梢，对神经系统有温和刺激作用。

（2）有利于病损组织修复，提高腰肌耐力。

（3）通过掌搓眼尾和尾闾，不仅可以疏通带脉，强健腰脊，而且具有固精益肾、延年益寿的功效。

十、大字庄

1. 动作要领

10

（1）开步站立，两臂侧起，成一条直线，整个身体形成一个"大"字。

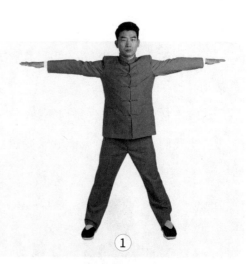

（2）手向远伸、头向上提。左脚上步，向左旋腰。

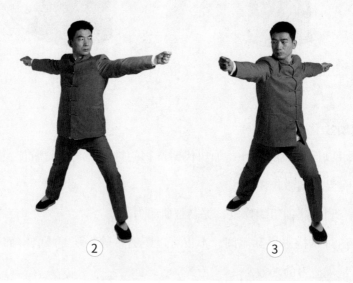

（3）右脚上步，向右旋腰，如此重复。

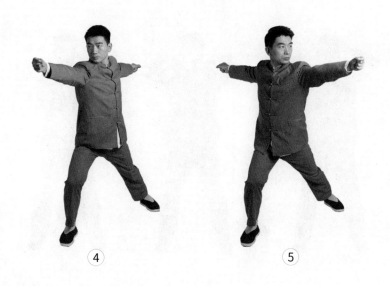

2. 保健功效

（1）可以调动全身的力量，锻炼腰肾的功能。

（2）可以疏通，调和气血，使阴阳相交，加速新陈代谢。

（3）可以加强各脏器、器官以及细胞的功能，对许多慢性病都有很好的
疗效。

十一、拍打功

1. 动作要领

11

（1）两脚分开约与肩同宽，松静站立，双目平视前方，全身放松，
呼吸自然。两手同时拍打面部，头部，脖子，后背，腰部，臀部，大腿

外侧，小腿外侧，脚外侧。

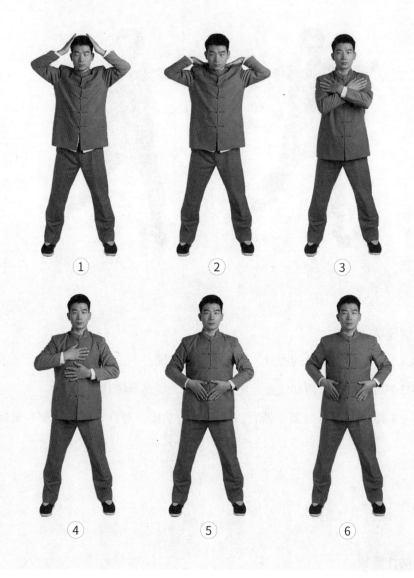

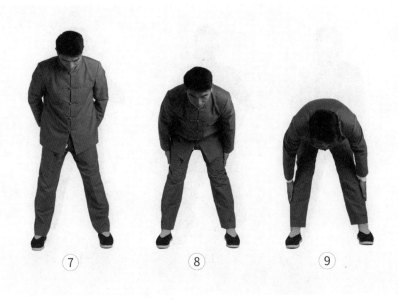

（2）两手同时拍打脚内侧，小腿内侧，大腿内侧，腹部、胸部。

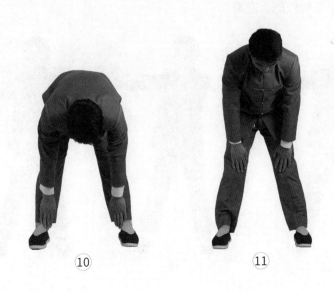

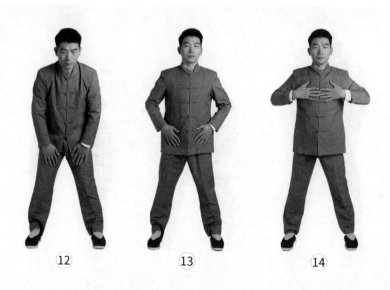

（3）右手拍打左上臂内侧，前臂内侧，左手掌，左手背，左手前臂外侧，左上臂外侧，左肩。

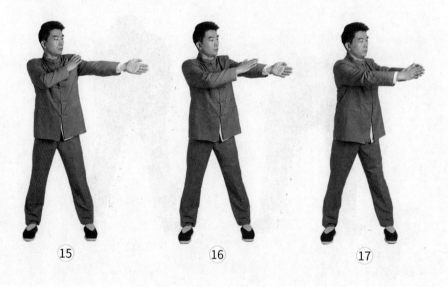

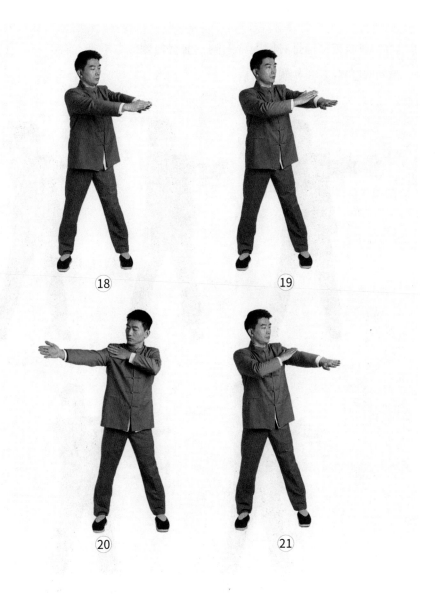

（4）左手拍打右侧上臂内侧，前臂内侧，右手掌，右手背，右手前臂外侧，右上臂外侧，右肩。

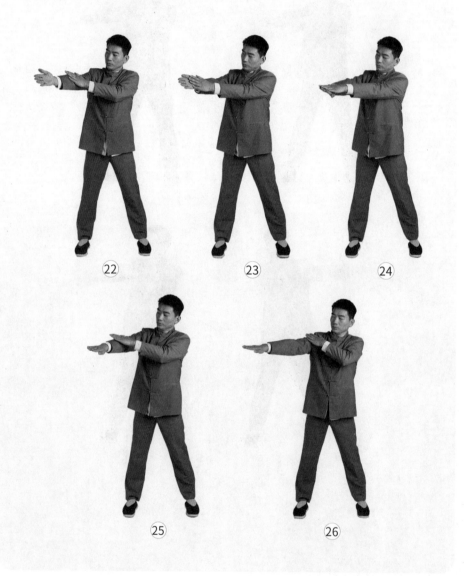

㉒　　　　　　　　㉓　　　　　　　　㉔

㉕　　　　　　　　㉖

2．注意事项

（1）拍下去的时候要弹起来，就是拍的时候用的是弹法。这样的手法更有利于皮肤的气血运行。

（2）拍打功是顺经脉的走向和交接规律，来进行练习的。

3．保健功效

（1）有利于皮肤的气血运行。

（2）可以调理气机，舒筋活络，滑利关节，解痉止痛。

（3）可以增加拍打部位的血流量达到促进新陈代谢的作用。

十二、陈抟睡功

1．动作要领

12

（1）以右手心垫于面部下方，张开虎口，右耳安于大拇指和示（食）指开空之处，以使耳窍通气。

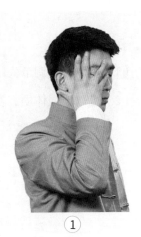

①

（2）头脊保持正直，舌顶上腭。屈右腿，泰然安贴于床褥之上，左腿伸直，放于右腿之上。以左手心贴放于侧腰部，而凝神于肚脐。

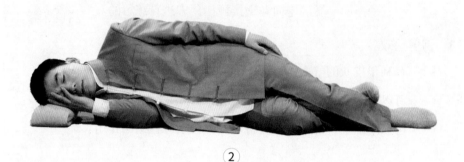

②

（3）此时存想自己的身体，如同水晶一般透明，而又好像安睡于平静无波的水面之上，下面空洞无底。同时又存想一身被褥尽都化为白气，如同鸡卵一般，而我蛰藏其中，身心放松。

2. 保健功效

（1）可以帮助调节失眠或多梦等睡眠方面问题。

（2）可以增强体质，发达智力。

（代金刚）